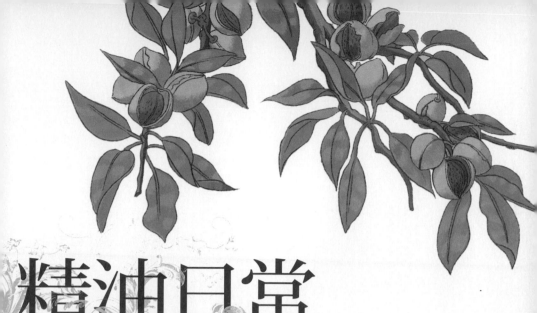

精油日常

跟隨季節變化的
芳香療法使用課題

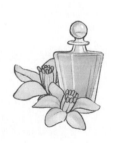

作者／**蕭秀琴**

繪圖 廖婉婷

芳香日日

　　算起來，認眞使用精油已經有二十多年的時間，在之前只是對味道特別著迷，鄉間下雨過後會浮起泥土的氣息，好像煙一樣迷離，童稚時和友伴滿山遍野的跑，遇到昭和草會故意把花苞摘下來一絲一絲剝開，把葉子搓一搓聞有點重的草味，我妹說臭臭的有什麼好聞。我也喜歡老家庭院前的一排美加美玫瑰，是我聞過世界上最甜的玫瑰花。

　　氣味是記憶的延伸，熟悉的氣息總能帶來對家或故鄉的依戀，以及對人的懷念。記得921地震之後我們家換了一幢屋子住，在挑房間時我跟阿婆說，妳的房間留一個位置給我，她回我，「有老人味喔，妳不怕嗎？」那時候不能感受到她指的是什麼，現在想起來隱約知道了一點關於時間流轉的一些法則，尤其是突然間聞到熟悉的氣味時，某些塵封的記憶就會浮上來。使用精油的心路歷程差不多也是這樣，一開始很功利的是爲了減肥、保養皮膚，被都會生活運作的商業環境洗禮，對自己的身體的認知是從別人灌輸的經驗而來，而年輕時新陳代謝好、

身體機能佳，無論哪一種養生保健觀念運用起來似乎都差不多，直到中年，才眞正體驗到身體與精神隨著時光消逝的意義。

四季運轉有天文學上的法則，萬物理論也有規則可循，年紀增長身形漸垮精神耗損，讓人頹喪不已意志漸失，但會學到隨著季節替換隨勢順應平衡的重要，依隨大自然的節奏生活，讓身體適應環境變遷而不是抵抗時間老去，才是對應的好方法。

我對芳香療法認眞很大一部分是因爲編輯工作的關係，因此，一開始就像做學問一樣研究，從知識到體驗，對一款一款精油、任何一種芳香療法，好似編輯一本書的工序，每個步驟都實踐一次，並完成它。

爲了催促自己對精油有更深刻的理解，2002 年開始在自由時報副刊連載〈芳香日日〉專欄，每週五篇寫了一百多篇，當作精油字典 A to Z 般的寫，也寫出一種興味，又寫《精油全書》、《精油與星座》……等幾本書並繼續在幾本雜誌上寫關於芳香療法的故事，但是精油最重要的依然是體驗。

因此，圍繞著精油運用的芳香療法，從臉部保養、身體按摩，以及最能立即改善氛圍的薰香，一點一滴滲入生活裡，果眞成了芳香日日。

隨著知識與體驗的增加，開始對慢活、樂活（LOHAS）、自然農法、有機生活、飲食料理產生興趣，這一切都回歸到我的本質──

文學，我念文學，擔任文學編輯多年，進而開始小說創作，成爲一位作家，專職寫作的人，寫作芳香療法就成爲我提出問題的方式，我的身體產生了問題，我有困惑並想知道爲什麼，透過寫作提問並找答案，再去體驗它來檢視我的提問。

透過這樣的過程，我的芳香療法寫作一向以植物的故事爲核心，我也曾經困惑故事對療癒有幫助嗎？在寫這一本書的過程中我體驗到了事物的本質是什麼並理解它，才能達到核心。透過植物的特質與使用歷史，尤其是民族植物的傳說，前人經驗過什麼，有怎樣的使用方式，的確是理解植物作用的好方法，至於體驗到哪一種境界，隨著個人的修養與本質，相信也會有不同程度的差異。

這本書以時間感來寫芳香療生活的運用，一個月一篇隨著時間遞嬗感受芳香療法的生活，這是一種有機的、順應時勢調整的生活，尤其，目前地球暖化的程度比預期的更嚴峻，自然環境也變得更嚴苛，讓我們的日常生活變動更加頻繁、節奏混亂，在冬天裡有夏天，一年到頭常備四季物件。

同樣的，這本書雖然用季節來談身體的變化、精油的運用，但並不是指只有那個時候才用某一款精油，而是說在類似的季節特徵、有類似的身體症狀之際，可以一試。

在前言中仍然要提一提使用芳香療法的幾個基本要領與芳香療法的特質，首先是該注意的安全用法、如何使用，例如，調配混合油的一般概念。

如何調配混合油

調配混合油有點像魔法，多少基底油配幾滴精油，每一種精油的份量該如何拿捏才能達到效果，我自己的原則是先選最喜歡的味道，以及這瓶混油的主要目的是什麼，想強調哪一款精油的作用為主，以此為起點來調配。像是能治療胃脹氣的精油有好幾種選擇，我比較喜歡柑橘類的味道，胃脹氣、胃絞痛若有兩個配方可以選擇，例如，一是橘子、肉荳蔻、薄荷和杜松子、大茴香、香蜂草，我應該會選擇前者，以橘子為主的配方。

自從哈利波特橫掃全球之後，聽說全球的媽媽最擔心的是兒子拿著掃帚自頂樓往下跳，還有就是女兒拿自己的化妝品化妝水亂攪拌一通。其實施行魔法在歐洲其來有自，尤其十七世紀開始，許多懂一些藥草的歐洲婦女都因此被冠上女巫的罪名，被判處死刑。

調配精油往上追溯這段歷史，最有名的就是「愛的詛咒」，有一種名為艾蜜萊・康帕內的植物根部與蘋果、香料加以

混合攪拌。這種在聖約翰節的前夕因而掘起而製成的春藥，被稱爲「夏娃」，它可以讓不肯屈從、無法誘惑的對象成爲愛的俘虜，聽說效果卓著。在現代精油裡想要調催情的配方可多著呢，有玫瑰、依蘭依蘭、薰衣草……端看你想要誘惑誰。

精油除了茶樹以及薰衣草之外，並不能直接塗抹在皮膚上，一定要有媒介物質，透過水、乳液或是基底油才能使用在皮膚上。一般而言，基底油是精油按摩最好的媒介物，也是最能調和精油的媒介物。

所謂基底油就是植物油，芳香療法使用的基底油必須是冷壓萃取（即溫度在六○度以下）。因爲冷壓萃取的植物油可以將植物中的礦物質、維他命、脂肪酸保存下來且保有治療的特性。

基底油可以單獨使用，也可以用幾種各有不同特質的基底油混合，再與精油調配使用，端看你想要強調的效果。但具有治療效果萃取濃度較強的治療用基底油，像金盞花浸泡油、胡蘿蔔浸泡油……等，並不建議單獨使用，跟其他基底油混合時，劑量也不宜過高。一般是基底油：治療用油以 3：2 爲宜，而基底油與精油則是基底油的量除以二，10ml 基底油 5 滴精油。

基底油的基本款有以下五種，小麥胚芽油、甜杏仁油、葡萄籽油、荷荷芭油、杏桃仁油。但近年來台灣經營芳香療法的品牌愈來愈多，也帶來更多的選擇，像是榛果由、堅果油、向日葵由，這些在每一

章節都會特別介紹一款基底油讓讀者了解也看更多的故事。

　　至於治療用油最著名的是玫瑰籽油、胡蘿蔔浸泡油、月見草油、金盞花油，以及效果愈來愈顯著的琉璃苣油、聖約翰草油等，也會在配方中呈現。

　　了解基底油的特質以及效用之後，再加上對精油植物的知識，很容易就能調出自己喜歡的氣味，或對自己的問題皮膚作保養。在冬天裡喜歡有溫暖的感覺，可以用小麥胚芽油、月見草油跟黑胡椒或是薑，調一些油來按摩僵硬的四肢，即使不能消除風濕痛，也一定能讓四肢感到暖和舒緩。

關於皮膚吸收的概念

　　我也曾經對於直接塗抹在皮膚上的保養品有無作用感到懷疑，年輕時新陳代謝好，身體機能新生／再生很快，無論是維他命等食用的營養品或是塗抹皮膚的乳液或保養油等保養品，感受並不深，但是年紀漸長輔助性的補充品就能很快見效，尤其更年期來到身體逐漸退化之際，更是有立即性的感受。

　　以問答來回答這個題目，或許會更清楚。

　　Q：皮膚能吸收哪些成分？

　　A：活性物以離子、分子的方式積聚在表皮層或汗腺毛孔中，以

轉化的方式被吸收。例如，離子化的維他命 C，若透過離子導入儀協助，可以看見由毛孔、汗腺管進入體內，但也只能導入皮下 1~1.5mm。導入的離子，暫時堆積在表皮形成離子堆，之後以滲透的方式進入淋巴和血液，被皮膚或人體吸收利用，大約需要 0.5~10 天。

皮膚需要的是有效的活性成分，能吸收利用的營養，小分子的純質。有胺基酸、礦物離子、維生素、不飽和脂肪酸、膽固醇、磷脂質、神經醯胺、抗氧化物質。

以及能轉化利用的營養，維生素 A、C、E 等衍生物、醣類、水解蛋白、胜肽。還有能立即保護皮膚的成分抗敏、抗發炎、抗自由基、保濕多醣類。

以植物油為主的基底油，因為分子小能夠滲透進入角質層，尤其，分子越小，滲透的愈深，藏的愈好，使用起來感覺愈舒適不油膩，但卻能有保濕滋潤效果。大致上，絕大多數的植物油，都是三酸甘油酯，分子量集中在 1,000 左右。

但芳香療法使用的基底油中有一類，像是荷荷芭油，並不屬於三酸甘油酯的結構，而是酯蠟類結構，分子量在 600 之譜。另外，萃取自橄欖、莧紫花的角鯊烯（Squalene），也不是三酸甘油酯，而是烯烷類，分子量是 410，卻是有很好的保濕抗氧化成分，也為新

一代的保養品青睞。

挑選精油的常識

全球目前並沒有統一的機構作精油品質認證，但從精油的包裝以及產品說明，大約可以看出這個品牌值不值得信任。

· 深色玻璃瓶裝，通常是深咖啡、深藍。

· 植物屬性說明清楚，在包裝瓶上必須以拉丁文及國際專業術語註明植物屬性。例如 Lavandula vera (純正薰衣草 Lavande vraie)，Lavandula hybrida clone abrialis (混種醒目薰衣草) 等。

· 萃取部位 (o.p.)。有些植物會因萃取部位不同而製造出不同的精油，如苦橙樹能從葉子萃取出的苦橙葉精油、並由花中萃取出量少而香氣細膩的橙花精油、並從果皮所萃取出的香精，這三種香氣分子無論是在成分、香氣、效果和價錢上，都有很大的差異。

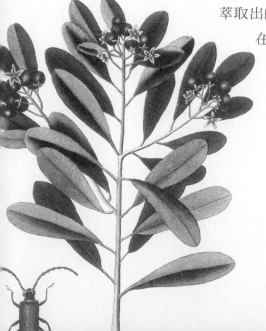

‧濃度標示，純精油一定會有 PURE100% 的字樣，精油濃度也和價格有關係，調和油則應標示精油與基底油的百分比，以及基底油種類。

提到品牌就來聊聊芳香療法的系統，有英格蘭、法蘭西、義大利是比較古典、歷史悠久的系統，也是最早發展芳香療法運用並商業化的體系，比較後進的是澳洲、美加系統，以及，結合藥草與宗教心靈的印度阿育吠陀（Ayurveda）系統。

這幾個系統擅長運用的精油稍有不同，英格蘭人善於用最經典的薰衣草、洋甘菊，法蘭西的迷迭香、百里香、羅文莎葉以及木質類精油，義大利的永久花、橙花以及柑橘類精油很迷人，澳洲的尤加利、茶樹是他們的強項，阿育吠陀的精油都很特別，像是穗甘松、髯花杜鵑以及一些特殊的高山植物，都因為地理環境的不同善於使用的精油與療癒的方式也不同，例如，按摩的內涵所孕育的內在價值與運用技法，各自不同，各有特色。

薰香的幾種方式

一般薰香指燃燒香料，稱「香」，讓煙霧瀰漫環境，像是除障香、日本線香。

運用在芳香療法上、也就是運用精油薰香，共有幾種方法：

· 擴香機，一種利用插電擴散植物分子的薰香器材，擴散效果頗為迅速。

· 無煙精油蠟燭。

· 薰香瓶，分為插電與蠟燭加熱，在容器中加水再滴入精油，讓植物分子擴散。有些則不需要加水，直接將精油滴入容器中，通常用作壁燈。

· 擴香石，一般有可以放在辦公桌上、茶几上，有增加美觀的效果，對上班族而言是一種療癒的方式。另外，隨身攜帶的擴香石或薰香瓶，是創造個人風格很好的方式。

薰香最大的功能，是讓環境充滿芳香植物分子，對情緒、呼吸道的作用最為直接。

芳香療法的運用認真說起來有上千年使用的經驗，從考古學家挖掘到的香水瓶、歷史上記載的埃及艷后克麗奧佩脫拉（Cleopatra）的香膏香水，人類使用植物療癒行之有年，形成一種大家都能運用的生活智慧，這也是我寫作的初衷，從歷史典故、植物特質，以及描述每一款精油身世，讓一般人都能感知芳香療法隨處可見，只要你願意敞開心胸就能深入香氣的世界。

最後，我要謝謝我所成長的環境——包含了家庭、工作，以及朋友，讓我有條件和能力認識精油與芳香療法，進而擁有關於植物與工藝的知識，並探索生命哲學，體驗生活的奧妙。

春

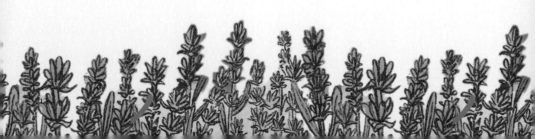

夏

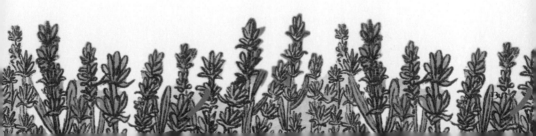

—————— 秋 ——————

關於作者
蕭秀琴

從事精油寫作 20 年來，出版、編輯過 10 本以上芳療相關書籍。
目前住在離台北城約一個小時的小鎮，持續從事文字工作。
希望以每年一部作品的速度，完成小說、報導，劇本，翻譯作品。

已出版作品
著作
1.《精油全書》，商周出版，2003
2.《2005 年占星年曆》，商周出版，2005
3.《芳香療法》，麥田出版，2006
4.《精油與星座》，商周出版，2007
5.《輕芳療，愛情的靈藥：30 篇戀愛小說與 60
種情緒療癒配方》，自由之丘，2013
6.《植有武威山茶的小屋》，蔚藍文化，2018
7.《料理台灣：從現代性到在地化，澎湃百年的
一桌好菜》，蔚藍文化，2019

翻譯作品
1.《跟莎士比亞學創作》，
商周出版，2016
2.《史蒂芬·金談寫作》，
商周出版，2006

冬

繪圖介紹
廖婉婷

高中語文資優班不讀書去畫畫，師大美術畢業不當老師投入社運，接受傳統西畫訓練改玩電腦繪圖，最近迷上健身的動漫電競宅女，塵世中一個迷途小畫家。

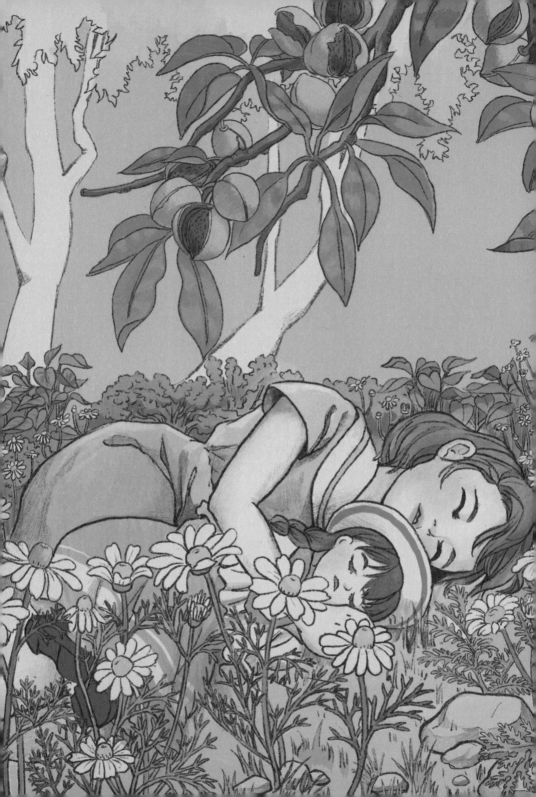

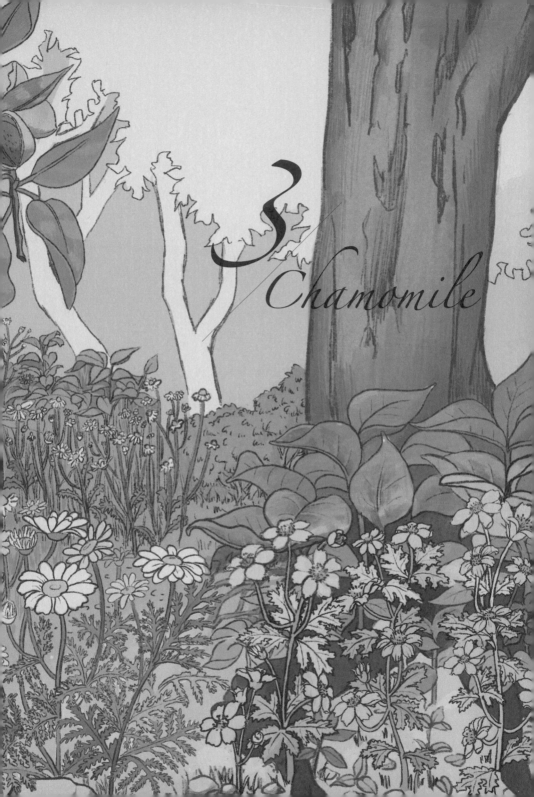

3

Chamomile

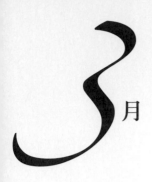

3 月

呵護
Chamomile
洋甘菊

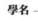

學名————

羅馬洋甘菊 Anthemis Nobilis
德國洋甘菊 Matricaria Chamomilia
摩洛哥野甘菊 ormenis mixta

我多麼想，一年前在李的可怕小屋裡
他和我應該坐在那裡喝著一杯洋甘菊茶
Camomile Tea by Katherine Mansfield
（1888-1923，澳洲作家）

像洋甘菊一樣撫慰我
在激烈氣候下，在島嶼平地也開始下雪的冬季
忍耐到了三月，開始發芽的春天雜草開始蔓延，
就像累積一整個冬天的脂肪、穢物，與毒素
是清除的時候了，該清洗就清洗，潔淨有所必要
在穿細肩帶前，讓腸胃暢通有所必要
洋甘菊用溫和的排除法，讓人在不知不覺間
清空沈積，以溫和的手段是普通人的方法

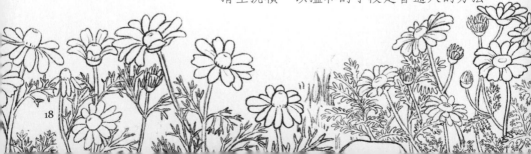

孩童以及全面性的照顧

初春的保養是爲了迎接逐漸升高的氣溫，並不需要用太激烈的手段，並且冬季儲存的養分與累積的能量必須善加利用的同時，也應該將累積的毒素與過多的油脂、穢氣去除，讓身體變得較輕鬆。毒素可能表現在腸胃的不適症狀，皮膚暗沈或一些小疣、硬皮，環境趨於炎熱，微血管變得活絡，冬天手腳冰冷的症狀可能消除，但會引發皮膚發癢不舒服要克服。

呵護是因爲敏感，孩童是敏感的，敏感的肌膚，或是毫無道理的天生過敏體質，無論是生理上的或是精神上的的敏感性情，洋甘菊的療癒效果都很好。

這個季節的保養要有全面性的關照，各種年齡層的人都會面對生理轉變期的問題，不論是成長期還是衰退期，成長期的生理痛，或退化造成關節、肌肉萎縮，在初春時節因爲季節萌動，變得更加明顯。

驚蟄、春分，萬物齊長，想像各種生物從泥

洋甘菊茶

放鬆舒緩助眠，有很好的緩和鎮靜作用，對減輕腸胃負擔、幫助蠕動有很好的效果。

花草植栽

在台灣羅馬洋甘菊和德國洋甘菊都有栽種，除了夏天跟冬天不宜播種，其他時間都適宜，花期是 4~6 月，花型美、氣味甜，是很好的庭園植物，目前也有小規模的商業生產，製作成乾燥花草茶的販售。

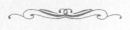
羅馬洋甘菊

土裡冒出來的盛況，人亦如此，不論是心理或
生理的萌發，都是一種徵兆，要好好的照護。

洋甘菊

洋甘菊是個溫和卻深刻的植物，這個有黃色
花蕾的可愛小白花，看起來很脆弱的草本植物，
在土地上鋪天蓋地的展延下去，好似綴滿花朵
的地毯。

洋甘菊是歐洲原生植物，被使用得很早，埃
及人用來釀造啤酒，這個方法一直要到法國巴
斯克發現酵母之後才逐漸被取代，直到 2000 年
左右手工精釀啤酒復興，以藥草釀製啤酒又再
度受到重視，比利時人以洋甘菊為主的精釀啤
酒得到世界冠軍之後，這一款啤酒正在風行。

史前時代的埃及就受到重視的洋甘菊，在
歐洲各地區都有自己的記載，羅馬時
代的自然歷史作家老普林尼（Gaius
Plinius Secundus，約 23 年左右出
生）描述這種花有蘋果的氣味，

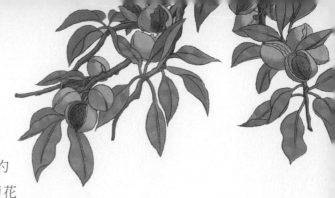

西班牙人說他是小蘋果
（manzanilla），德國的
僧侶發現每1萬朵洋甘菊花
就會有一朵是雙頭蕊，拿來煎製當作藥用。

　　但眞正發揮它最大效用是英格蘭人，洋甘菊
在英倫三島被稱爲「鋪地草」，表示在那個地
方鋪天蓋地長得最好，也是他們將洋甘菊的使
用方式發揮到淋漓盡致，尤其是羅馬洋甘菊的
研究與運用。

　　因此，羅馬洋甘菊精油運用的手法，像是輕
揉撫觸的英式按摩卻是深沈又放鬆，或運用在
嬰兒按摩上愉悅與親密感。

　　洋甘菊被稱作是地上的蘋果，希臘諸神說這
是可以獻給太陽也可以獻給月亮的供品，是神
賜的禮物；有什麼是神賜的禮物呢？在我的想
法裡，除了嬰兒還有什麼？紅鑿鑿的小嬰兒像
蘋果，剛生下來的脆弱一如小雛菊，以
及，或許愛情也是，令人期待又害怕
瞬間即是，所以要風乾。

德國洋甘菊

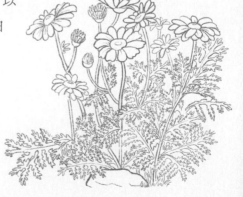

精油應用

　　只摘取花朵蒸餾，但只能萃取出 0.1%，十分特別又珍貴，因此價格也很高昂。含有獨一無二 90% 以上的酯，豐富的酯表示對皮膚作用，很強效且顯著，具鎮靜、平衡與抗炎作用。

　　較常用於萃取精油的洋甘菊有三種，羅馬洋甘菊、德國洋甘菊，與摩洛哥野甘菊，分辨洋甘菊的不同在於它們的化學成分，以及它們在蒸餾的過程中會產生的天藍徑多寡，德國洋甘菊所含的天藍徑比例高於羅馬洋甘菊，因此，德國洋甘菊呈現深藍色強烈的青草氣味，羅馬洋甘菊偏鮮黃色比較甜美。相較於前兩者，摩洛哥野甘菊顏色接近羅馬洋甘菊而更為清淡，效用不這麼直接，所以價格也低很多。

　　這種精油極為珍貴，特有的香味不僅令人振奮，更是一般常被當作是羅馬洋甘菊來賣的摩洛哥野甘菊所無法比擬。

　　請注意！洋甘菊精油有三種，這些容易造成混淆的共同名稱，應該以學名來判別，這也是購買精油必備的常識——確認瓶身的學名。羅馬洋甘菊和摩洛哥野甘菊因顏色相近容易混淆，但也不要與藍綠色，氣味嗆鼻的德國洋甘菊混為一談，雖然兩者一樣貴，但作用完全不同。

　　羅馬洋甘菊精油對處理神經系統的不適特別有效，尤其是情緒上的過度敏感或是感情受創。

羅馬洋甘菊的按摩

<table>
<tr><td>應用 1</td><td>**過度敏感又焦慮**
晚上睡覺前，用 1、2 滴在胸口及足弓上按摩。</td><td>羅馬洋甘菊　5
橙花　3
高地薰衣草　2
甜杏仁油　20ml</td></tr>
</table>

應用 1	**過度敏感又焦慮** 晚上睡覺前，用 1、2 滴在胸口及足弓上按摩。	羅馬洋甘菊　5 橙花　3 高地薰衣草　2 甜杏仁油　20ml
應用 2	**脖子僵硬** 由上至下按摩頸部肌肉與背部。	羅馬洋甘菊　5 羅文莎葉　3 檸檬尤加利　2 聖約翰草油　5ml 甜杏仁油　10ml
應用 3	**胃痙攣性疼痛與 消化道精油** 腹部上方局部熱敷和背部下方至尾椎上方之間按摩。	羅馬洋甘菊　5 滴香蜂草　3 滴快樂鼠尾草　3 杏仁油　20ml

關於胃的羅馬洋甘菊解方

　　腸胃不適有急症與慢症的分別，因為食物造成的腸胃不適應症，通常是急症，像是吃過辣、重鹹，或油膩的胃灼熱、消化不良造成的打嗝，甚至嘔吐、胃食道逆流，都可以用羅馬洋甘菊配方按摩，若是長期飲食偏執造成的慢性疾病，或是因為緊張、壓力而患有胃疾，尤其是胃痛、胃出血、胃穿孔，就不適合用精油按摩。

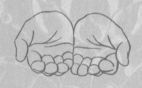

胃的羅馬洋甘菊解方

配方
10ml 甜杏仁油調配，按摩腹部。

胃灼熱

羅馬洋甘菊	4
馬鬱蘭	2
薄荷	2

打嗝

羅馬洋甘菊	3
橘子	2
羅勒	2
茴香	2

嘔吐

羅馬洋甘菊	4
羅勒	2
荳蔻	2
薑	2

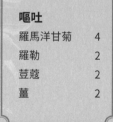

德國洋甘菊的按摩

　　這款精油的強項是針對骨骼與關節系統，意味著排毒效果很好，不同於羅馬洋甘菊針對皮膚與腸胃的保養，德國洋甘菊有更強烈的治療特質。

作用
骨骼與關節的炎症，可以使用的方法有三種

以 20ml 基礎油按摩，一般用甜杏仁油或酪梨油為多，若以泡澡的方式，一缸水使用精油量為 10-12 滴，熱敷則是 6-8 滴， 關節問題通常需要強效治療，因此基底油與精油的比例一般高於 2:1。

按摩油配方

關節炎		關節紅腫		痛風	
德國洋甘菊	5	德國洋甘菊	5	德國洋甘菊	5
尤加利	2	薰衣草	5	杜松子	5
迷迭香	2	迷迭香	5	檸檬	3
杜松子	2				

關節痛		關節排毒	
德國洋甘菊	5	德國洋甘菊	5
杜松子	5	杜松子	3
迷迭香	3	檸檬	3
黑胡椒	3	迷迭香	2

孩童

你還記得小時候莫名就大哭的經驗嗎？開始有印象的年紀，坐在角落就哭了起來，在醫學上有個源自希臘文腸子 kolikos 的字 colic，翻成中文是疝氣痛或腸絞痛。醫學上曾經以為這種持續性的至少三週，每週至少三次，每次至少三小時的哭泣，是因為小孩腸胃道尚未發育好，容易積存氣體、腸胃道不順暢所導致的不舒服，但後來研究結果是並不一定是這種生理上的問題，但至今原因不明，無法確認真正的來源。但是疝氣痛是孩童經常會遇到

的問題，且不容易表達的身體不適症，就算善於表達的孩童也只會說肚子痛。

羅馬洋甘菊最為人稱頌的是可以做嬰兒按摩，即便是剛出生的嬰兒也可以使用，幼兒最容易產生的發燒症狀，對無法清楚表達不適症狀的孩童，用舒緩又安全的方法是滴一滴羅馬洋甘菊在發燒的寶寶肛門口，溫和如春風輕輕吹拂過，可以舒緩小嬰兒的熱度。更甚者想要增進親情，可以幫小嬰兒舒筋健骨做嬰兒按摩，最佳的配方當然要非常溫和。

另外有一些症狀，嬰兒疝氣、腸絞痛，以及長牙引起的不適症最讓人頭痛，無預警的哭鬧，無法安撫的焦躁與爆發的怒氣，安撫突如其來嬰兒無理發洩者用這一款按摩安撫。

除此，小兒容易患黃疸，這個配方雖然品項繁多，但都是易取得且便宜的精油，值得一試。

孩童的意外事故多不勝數，能夠平安長大實在是因為謹慎小心的緣故，但意外仍然會到來，常遇見的燒燙傷

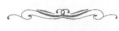

疝氣、腸絞痛

一湯匙橄欖油與一滴羅馬洋甘菊，用自己的雙手搓揉變得溫熱，從腹部開始輕輕按摩再往上到胸部，翻過身作背部按摩，再來是四肢。

長牙痛

50 公克蘆薈膠與 5 滴洋甘菊，用可以封存的玻璃罐攪拌，不舒服時就擦下顎，多用幾次。

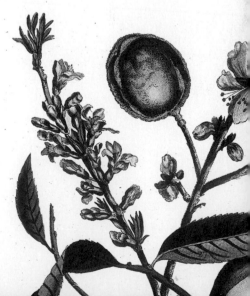

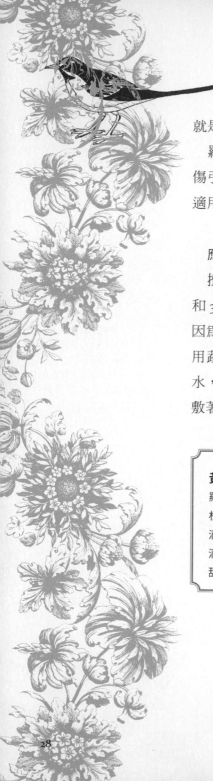

就是一例。

羅馬洋甘菊對抗發炎也有顯著的效果，燒燙傷引起紅腫、水泡，乾燥發癢，甚至是發燒都適用。

應用：

擠一些基底乳液在手心，加 3 滴羅馬洋甘菊和 3 滴薄荷，搓一搓趕快按壓、撫摸在傷口上。因為是緊急事故，就別太講究，若是沒有乳液，用蔬菜油、護手霜都可以，甚至用礦泉水、純水，平常喝的白開水，攪拌融合過後，用手巾敷著等退紅。發燒時敷在眉心上。

黃疸

羅馬洋甘菊	3
杜松子	3
滴迷迭香	2
滴檸檬	2
甜杏仁油調配20ml	

台灣的菊花茶
杭菊，又名小白菊
學名：Chrysanthemum morifolium，
　　　菊屬 (Chrysanthemum)

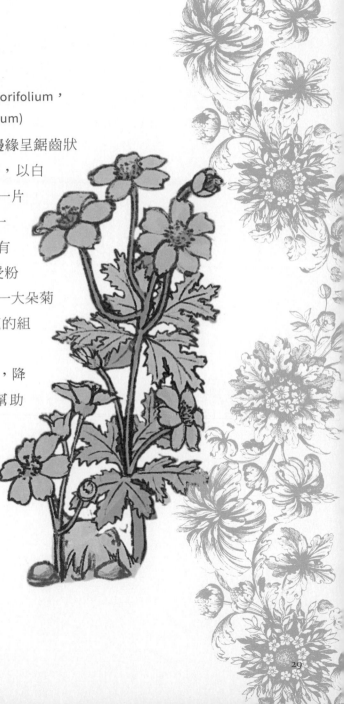

　高約 90 公分，葉的邊緣呈鋸齒狀
並葉葉互生。頭狀花序，以白
色與淡黃色為多。看似一片
片的外花瓣其實就是一
朵花，中央的筒狀花內有
5 枚雄蕊和 1 枚雌蕊，受粉
後可結果。因此乍看是一大朵菊
花，其實是數百朵菊花的組
合。

　主要功能：清涼解熱，降
火解毒，明目保肝，幫助
腸胃蠕動。

　相較於洋甘菊風行
全世界，東方也有
喝菊花茶，以菊花
入菜的傳統，台灣的

杭菊聞名於世，尤其是銅鑼杭菊更是精品。

菊花枸杞可以明目在台灣已是常識，也經常被使用，但目前使用菊花茶卻有很大的困擾—農藥的殘留量，甚至中國進口菊花加硫磺增加色澤並保存，所以有機菊花與台灣杭菊的辨認有一些技巧。

台灣的杭菊花朵較小且完整成球形狀，色澤較淡氣味清甜沒有硫磺味，有些劣質菊花會有霉味。若是進口菊花，色澤濃暗顏色較深帶有硫磺味，沖泡時成碎片狀，花型不完整。

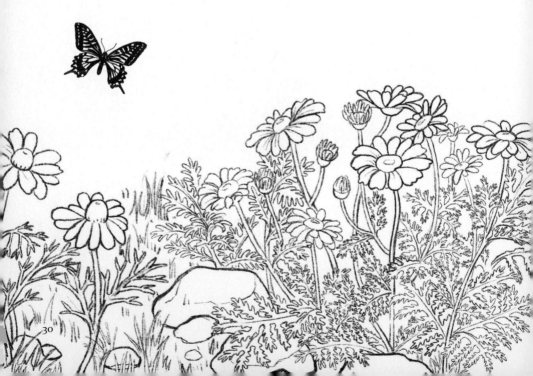

台灣油菊，又名野菊

學名：Chrysanthemum indicum，

　　　菊屬 （Dendranthema）

　　高約 90 公分金黃色的小花，花朵的形狀呈寬圓扁型，著頭扁平圓，葉子寬約 1.5 公分長約 5 公分有細毛。這是原生於台灣的野地植物，花期自 11 月至來年 2 月。

　　主要功能：涼血降壓，清熱解毒，舒緩平靜

　　近年來在台灣東部繼金針花之後被大力推廣的作物，在花蓮高寮地區，尤其是赤柯山區用來與金針花輪作的花卉。究其因，台灣原生種的野花，容易生長且生長期短，不易生蟲就少用農藥爲最大特色。

　　台灣食材以小規模的精緻植栽爲人稱道，以

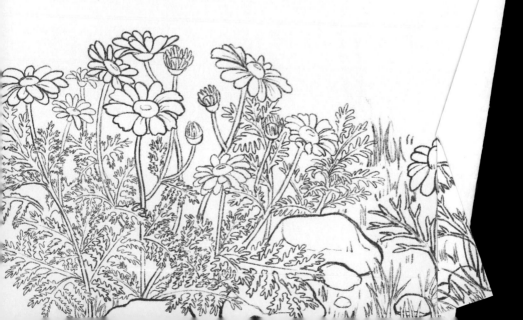

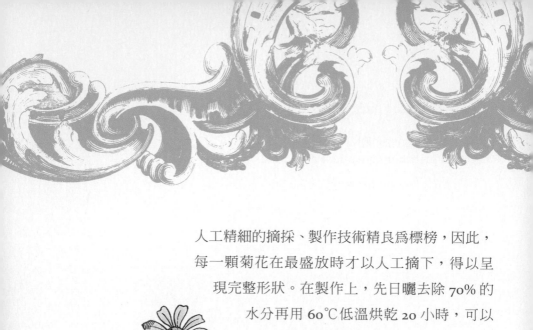

人工精細的摘採、製作技術精良為標榜，因此，每一顆菊花在最盛放時才以人工摘下，得以呈現完整形狀。在製作上，先日曬去除 70% 的水分再用 60℃ 低溫烘乾 20 小時，可以保存新鮮的風味，每 10 公斤生菊烘出 1 公斤乾燥菊花。

除了製作沖泡茶飲的菊花茶，一般用來燉雞湯或製成香料紅茶為主。

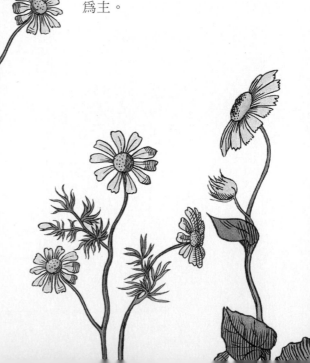

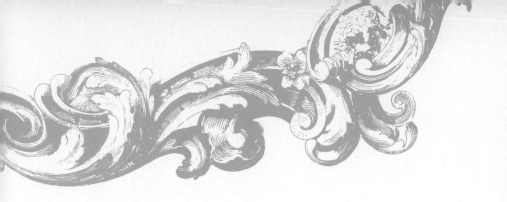

甜杏仁油 Sweet Almond Oil
學名：Prunus dulcus

　　甜杏仁油是來自 Almond 的一種果樹，翻譯成扁桃，扁桃樹的果子扁桃仁也翻譯成杏仁，與中藥或台灣人常用的杏仁茶／露的杏仁（apricot kernel）不一樣，不是同一種植物。雖然他們都是薔薇科李屬植物，並且兩者都有甜（stweet）與苦 (bitter) 之分。按摩油或食物一般以壓榨甜杏仁為主，因為苦杏仁有毒性，含氰化物，容易導致神經性中毒，幼兒只要使用一點就有致命的危機。

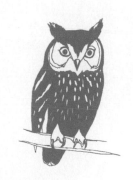

　　扁桃在西亞波斯、埃及的記錄非常多，古文明中，埃及圖坦卡門的金字塔中可以找到他的蹤跡，中西亞的波斯人的繪畫、刺繡，或摩爾人的傳說中都有蒐集扁桃，或歌頌扁桃花的詩歌。聖經中提到過 10 次，並說是「最好的水果

之一」。

　猶太教有「亞倫的杖」，聖經中指摩西的兄弟亞倫在出埃及之前的瘟疫期間，亞倫與摩西的杖被賦予神奇的力量，亞倫的杖一邊是甜杏仁，另一邊是苦杏仁。如果以色列人跟隨主，甜杏仁就會成熟和可食用，但如果他們要放棄主的道路，那麼苦杏仁就會占主導地位。在聖殿中經常看到的燈檯「三個杯子」，形狀就像是在枝頭上的杏花。

　另外，在基督教聖經創世紀中，扁桃樹枝被拿來作為耶穌聖母誕生的象徵，在繪畫和徽章上通常有環繞基督兒童的杏仁形光環，並作為瑪麗的象徵。

　扁桃原生於中東地區，環地中海沿岸都可以找到它的蹤跡，也是人類最早馴化栽植的樹種之一。落葉喬木約高 4~10 公尺，樹幹直徑可達 1 公尺，年輕的樹枝最初是綠色，經過日曬之後轉為紫色，第二年變為灰色，葉子 10 公分左右

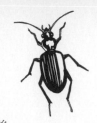

鋸齒狀，在栽種第 3 年開始結果，果實在開花後
7~8 個月的秋天熟成。

杏仁果約 3~6 公分，是一種核果而非堅果，
像李子或櫻桃一樣被果肉跟果皮包覆其中，去
除果肉可看見灰綠色的外殼，稱爲船體，船體
內有網狀、堅硬木質外殼，稱爲內果皮，內果
皮內的種子就是我們食用的杏仁果，也是萃取
植物油的來源。

甜杏仁油是芳香療法中最常也最普遍使用的
基底油，含有 32％單不飽和油酸（一種 ω-9 脂
肪酸），13％亞油酸（多不飽和 ω-6 必需脂肪
酸）和 10％飽和脂肪酸（主要是棕櫚酸）。杏
仁油是維生素 E 的豐富來源，這也是按摩油或
保養品中喜歡使用它的原因。

氣味：輕微的堅果味，舒服的味道。
吸收：全身按摩，容易推開並吸收。
皮膚類型：各種膚質，各種類型的調配油。
保存期限：一年左右。

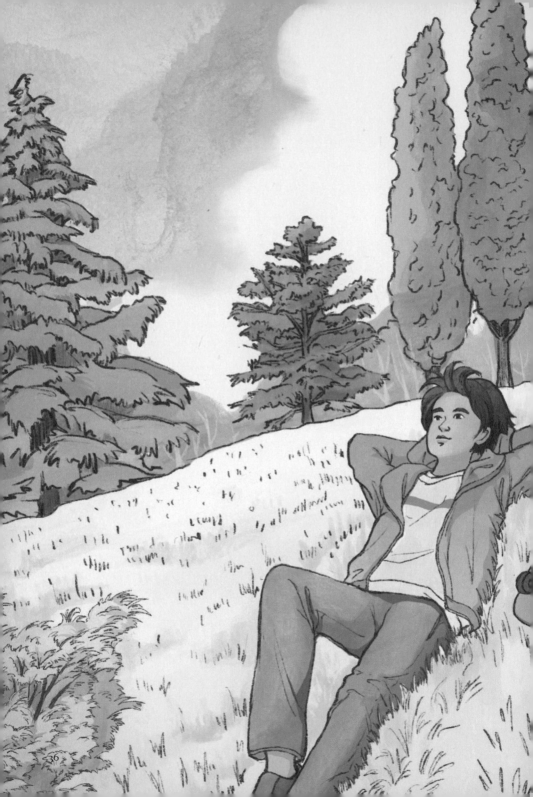

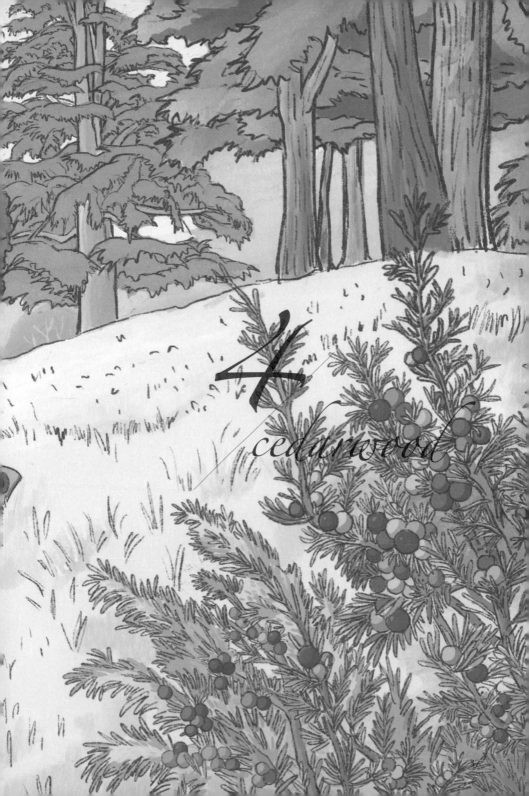

4

cedarwood

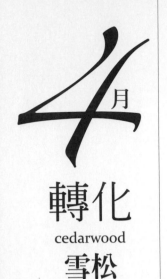

4月

轉化
cedarwood
雪松

學名————

紅雪松 Juniperus virginiana（無色透明）

白雪松 Cedrus atlantica（黃色黏稠）

請您用大理石、漢白玉、青銅和瓷器建造一個夢，

用雪松做屋架，披上綢緞，綴滿寶石……

這兒蓋神殿，那兒建後宮，放上神像、放上異獸，

飾以琉璃、飾以黃金、施以脂粉……

請詩人出身的建築師

建造一千零一夜的一千零一個夢，添上一座座花

園，一方方水池，一眼眼噴泉……

請您想像一個人類幻想中的仙境，

其外貌是宮殿，是神廟……

by 維克多 雨果，

一八六一年十一月二十五日於高城居。

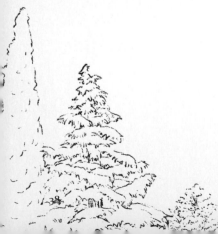

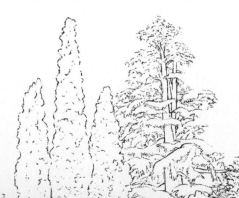

盛放的春是百花的季節
是誰說，
無論如何沒有人可以打擾春天的面孔
誰說，如芽抽長的少男少女已成青苗
可能滿臉痘瘡，可能中二無理，
但是生氣勃勃
是誰在春花爛漫時一個轉身，讓你不認得
春天是轉化的季節，一如破蛹而出的蝶
讓我們在此昇華，褪除束縛
伸展，彎曲、倒立，跌坐，靜心

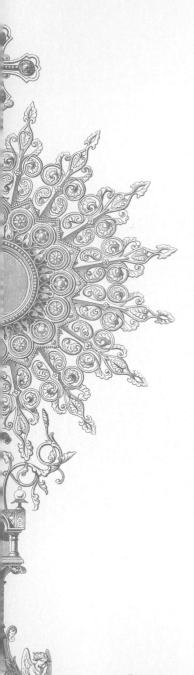

青春期與男性的困擾

　　四月是萬物齊發生長的季節，因此也是轉化的季節，不論是在生理上還是心理上，為了成長企圖改變不可免，改變就會有變化，所以是容易躁鬱的季節，試圖爆發吶喊，情緒不穩，時時想要衝撞莫名所以，如何是好？

　　向外擴展是一種方式，所以有春遊的傳統，參與外面的欣欣向榮，暫時拋卻煩惱也激發自己的豪情與動能，讓儲存的能量可以發揮。此時，到面對的環境可能是花粉熱，逐漸暖溼的空氣孳生的細菌，突然又回冷讓人猝不及防染上流感，這只是外在的考驗。

　　回到自身，這是個傳統上掃墓的季節，在心靈上因為季節的遞嬗帶來感知衝擊，跌宕起伏。在生理上，青少年生長荷爾蒙勃發期的痤瘡蠢蠢欲動，成年人的身體轉變雖然不明顯，往往因為壓力成為經常性得到流感，喉嚨始終有痰，時時處在忙碌卻昏沈狀態，更別說因感冒引發的呼吸道問題，台灣人都不會忘記 2004 年的

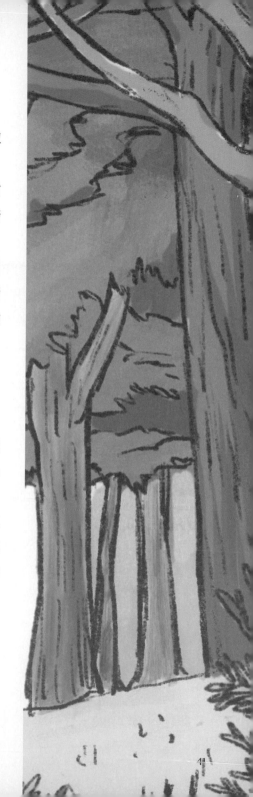

SRAS 風暴，到現在已養成出門戴口罩的習慣。

關於轉化的一章，很適合介紹木質類精油的運用，幾乎所有的木質類精油在心靈沈澱與清淨環境都有作用，當然，對呼吸道與泌尿系的生理作用更是明顯，這裡介紹的主要是雪松精油，其他可以替換或協同作用的精油像是杜松子、絲柏、樟樹、尤加利、茶樹都有功效。

雪松

三個世紀前地球上有一座奇幻之城誕生，直到它毀滅，法國大文豪雨果還在描述那座傳說中的宮殿圓明園，歐洲人只聽聞過沒有人看過，大家只能憑藉作家的生花妙筆，來揣想這舉世無雙的仙境，頹垣殘壁間，松木的身影栩栩如生。

從喜馬拉雅山腳下一直往西延伸，

跨過大西洋直到北美洲，有一種松樹高大而筆直，從人類有記憶以來就是神殿的梁柱、墳地埋的棺木、家中的桌椅床板甚至煮沸了當男人的刮鬍水，這是雪松，人類無所不用的木質類樹種，當然也是雨果筆下獨一無二的宮殿支柱。

這株成長緩慢的樹，樹齡長得連最有智慧的所羅門王都得耐心等待，至今黎巴嫩的神殿裡還散發出陣陣清香，沒半點腐朽味。這是雪松神聖偉大的一面，而我們這種小民，並不需要這麼宏偉的利用，我只要擁有一支雪松做的鉛筆，聞著削鉛筆時的木香味，就能感嘆世界多美，這是紅雪松又稱鉛筆柏木，乾燥的木質氣味，有檀香般的沈厚，很是好聞。

聖經只要一提到多產豐盛就拿雪松當作代表，古埃及的木乃伊塗滿了雪松脂來防腐，十七世紀的醫師把雪松樹脂蒸餾萃取後，當作消毒、預防感冒，以及順暢肺

（文接 P47）

精油應用

　　雪松經常在男性用品上被添加使用，一是因為剛強的木質味有陽剛且強大的氣息，另外，男人需要的刮鬍水、控油清潔皂，尤其是油性頭皮、髮質都很適合用雪松調理，甚至青春期男孩的痤瘡可以用雪松製作洗面皂、噴霧水。

　　必須強調的是木質類精油有很好的殺菌消毒功能，在呼吸道、泌尿系統都值得一試，像是尿道炎、膀胱炎、淋病，支氣管炎、呼吸道感染。

　　以水為媒，雪松是適合製作花水的植物，從最早的直接煮水使用到近來流行的純露（Hydrosols），純露是透過萃取精油的方式之一蒸餾法所得到的花水，蒸餾需要大量的水，漂浮其上的是油脂，也就是精油，底下的水即是純露。因此，水蒸氣噴霧薰香、化妝水都很好，但不太適合泡澡，若要治療泌尿系統建議用坐浴，呼吸道用蒸氣、熱敷。（雪松氣味較強烈，建議加其他精油緩和。）

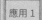

刮鬍水

雪松的收斂效果很好，木質的氣味很有格調，是常見的男性保養品，尤其是刮鬍水、刮鬍膏都是主要商品。自己製作刮鬍水，以 100 毫升的純水加 10 滴雪松精油使用。

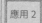

頭皮保養

雪松純露很適合拿來保養頭皮，治療頭皮屑、掉髮，或是頭皮癬、瘡膿，加入洗髮精使用，若是頭皮問題非常嚴重可以倒在手上（豪邁一點）按摩頭皮之後，用熱毛巾悶蒸。

舒壓按摩

舒緩頸部的指壓按摩

憤怒、壓力、重大災難或是歇斯底里，都可能造成不同程度的 頸部僵硬。透過精油與溫和的指壓穴位按摩，可以有效的舒緩不適狀況。

下面兩個配方有花梨木與苦橙葉，都算是木質類精油，花梨木有比較甜美清淡的味道，苦橙葉是很多人喜歡的苦甘氣味，但不會搶掉雪松的氣息。

簡單的按摩方式如下：

1. 採坐姿，頭部微微向前傾斜。

2. 配和按摩用調和精油，以指尖於頸部和耳後以旋轉的動作施壓，由上而下。

3. 可以順肌肉方向延續按摩至肩膀，並配合平緩的呼吸。

兩個可以特別著重按摩的穴位是頸部的風府穴與啞門穴。

配方

雪松	5
花梨木	3
薰衣草	2
小麥胚芽油 10ml	

打坐薰香

雪松	3
甜橙	2
苦橙葉	2

風府
啞門

呼吸道感染

春季對過敏性體質是很大的考驗,春花燦爛並不是每個人都能欣賞,花粉熱會讓人鼻涕、咳嗽,甚至眼睛睜不開來,萬物滋生更是挑戰皮膚、毛髮的忍受度,最嚴重的感冒症狀,呼吸道問題很是讓人難受。順暢呼吸道的方式可以用薰香、背部按摩和胸腔熱敷(按摩)。

祛痰	
蒸氣,一盆冒氣熱水,或是用蒸氣薰香。	
雪松	10
百里香	3
尤加利	2

咳嗽、呼吸道痙攣	
蒸氣,一盆冒氣熱水,或是用蒸氣薰香。	
雪松	10
快樂鼠尾草	3
絲柏	2

若要以按摩胸腔的方式治療較為難纏的呼吸道疾患,以下都可用 20ml 喜歡常用的基底油為基礎。

支氣管炎	
雪松	10
綠花白千層	3
檀香	2

痙攣性咳嗽	
雪松	10
茶樹	3
羅勒	2

鼻竇炎	
雪松	10
尤加利	3
黑胡椒	2

青春期痤瘡

青春期的美麗又孤獨，總是回首來時路最令人低迴不已的一段，並不全然的美好總是遺憾得多的初戀，血氣方剛的挫敗感，心理上的成長轉變已經困難重重，生理上，荷爾蒙第一次強烈分泌帶來的困擾也不少，痤瘡、性癥明顯，這時期的肌肉、脂肪與骨骼都以最快速的方式發育，性與外貌成為關注的焦點。

下面的配方均以雪松為基礎，也可用尤加利取代，其他具有協同作用調配的精油，都有平衡、收斂的功效，尤其茶樹精油是很好的、可以單獨使用於傷口的精油，薰衣草亦然。除此，檸檬精油淡斑效果很好，可以讓傷口留下的疤痕變淡，但是檸檬有光敏性，若要加重份量盡量在夜晚使用，否則斑會更加沈澱變黑。

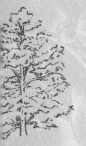

清潔臉部	
雪松手工皂（或是茶樹、檸檬亦可）以按摩油方式清潔，需洗淨	
雪松	20
羅馬洋甘菊	10
茶樹	5
小麥胚芽油	100ml

凝膠	
雪松	20
薰衣草	5
檸檬	3
蘆薈膠	50ml
（擔心檸檬的光敏性，可以用羅馬洋甘菊取代）	

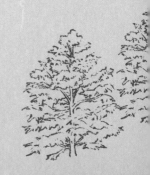

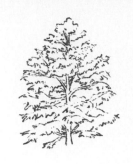

部、呼吸道的常備用藥。

雪松種類不少，能夠萃取精油而且有療效的
是大西洋雪松與維吉尼亞雪松。這款精油稱白
雪松，一般的雪松精油都是用來稱呼它，具有
安撫效果，平常拿來薰香，不但能讓室內清淨，
更可以潛移默化，讓人平穩情緒。

木質類

木質類精油幾乎都是以小樹枝或是毬果蒸餾
而成，較常使用的是雪松、絲柏、松、杜松、
尤加利、苦橙葉、花梨木、茶樹、樟樹。

這些精油的共同特色是潔淨、收斂的效
果很好，對呼吸、泌尿兩大循環系統作用
力強，是芳香療法中經常使用的精油，這
一章的主題是轉化，所以選擇以雪松為
主題，但是簡單介紹幾款可以替代的木
質類精油，尤其是在薰香上，他們的氣
味同樣的明晰，也同樣具有深沈的激勵
效果。

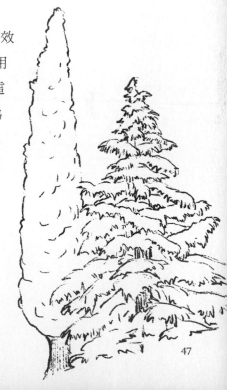

春天雖然花團錦簇，但愈是熱火烹油愈是容易感到孤單，對孤島的情境愈發令人感受人際寒涼。木質類精油的深厚或許會帶來稍許安慰。

杜松子 Juniper berry
學名：檜屬 Juniperus communis

杜松是檜屬、柏科的常綠灌木，約有六十多個品種，在北半球幾乎都可見到它的蹤跡，尤其在寒帶的北歐、蘇格蘭、韓國，以及加拿大麥廣的森林最是茂密，成熟後呈現黑色或深藍色的毬果則是萃取精油的來源。

在古埃及、希臘、西歐甚至西藏都有焚燒杜松來防止傳染病蔓延的記載，知名的藏香配方中，也不乏杜松子的記錄，足見其清淨空氣的效用。另外，早期的歐洲醫生，也都認同杜松子是好的利尿劑及治療泌尿系統如腎臟、膀胱的好藥材。

但是在芳香療法中最好使用杜松子精油，而非杜松精油，

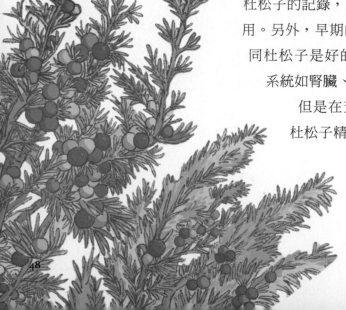

果實是積存整株能量的所在，使用杜松子蒸餾的精油，效果較佳。

從焚燒杜松枝葉清淨空氣的歷史記錄，可以明白這款精油在淨化和排毒上的功效，用作薰香可以淨化空間，用作按摩則可以改善水腫與風濕。

在心理上，杜松子溫暖、乾燥，及陽性的特質，有助於激勵人心，將人性中熱烈、激情的一面發揮出來，如果你長期都覺得了無生趣，人生不過爾爾，少與人交往就少些麻煩，或許真可以喝些調酒，或者用杜松子精油嘗試按摩，順道品味生活情調。

絲柏 Cypress
學名：柏屬 Cupressus sempervirens

早在古文明時期的兩河流域和埃及，絲柏就是金字塔裡木乃伊棺木使用的材料。在希臘羅馬的神話傳說中，要穿越重重絲柏林，才能抵達冥王布魯托的寓所，可見絲柏與死亡、永恆的關聯，它也流傳成為歐洲墓地常見的常綠樹

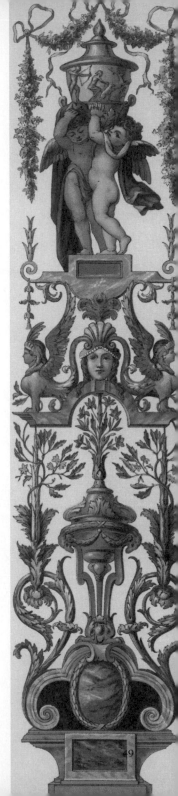

種。

在梵谷的作品裡，普羅旺斯的絲柏樹是經常出現的景色之一，我們可以想見，自南法延伸到地中海沿岸、巴爾幹半島一帶，絲柏是生活中相當重要的一部分，尤其是用在製成家具和建造屋舍上。

日常生活的使用上，絲柏鎮靜的特質可以安撫咳嗽，濃郁而清新的木質氣味，是現代男性香水中重要的基底調性，同時也有殺菌、防腐及除臭的功效，在環境潔淨方面特別值得推薦。

孤獨寂寞常是不能言說、不可言說，無與之言說，是種只有自己能體會，很難告知他人的情緒。

絲柏精油一如其樹，具有強烈的樹脂味，能感受到與宏偉樹木相伴的鎮靜感，因而能夠提振精神、並帶來力量的

平衡。這款精油並不適合拿來按
摩，但強大的陽性能量倒是很適
合打坐時薰香使用，或是以蒸氣
法暢通呼吸道。

在面臨搬家、換工作、分手、
喪親等人生的重大轉變時，絲柏
精油都可以發揮平撫與支持的作
用，是痛苦、孤獨時很好的陪伴。

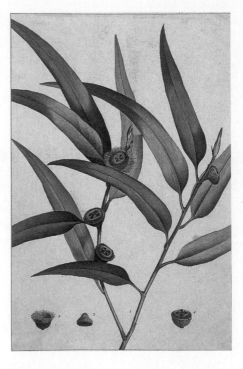

尤加利 Eucalyptus
學名：桉屬 Eucalyptus radiate

這樹種直到 1857 年才被歐洲人
發現，卻是澳洲原住民的人生伙
伴，從日常生活清淨，像是驅蚊
蟲、消毒，甚至與祖靈溝通焚燒祝禱，都少不
了它的身影。

以及，最重要的功能挽救生命。在廣大的荒
野大地上，與野獸搏鬥、被斧頭砍傷、腹瀉、
包紮和傷口發炎，都派得上用場。當地人告訴
新來乍到、水土不服的歐洲人，它對傷口復原

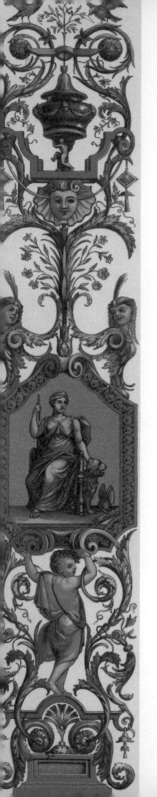

有神奇的療效。

這讓歐洲人如獲至寶，帶回去用在醫療產品的研發上。

樟樹 Camphor
學名：Cinnamomum camphora

有個傳說是葡萄牙人在遙遠的海上呼喊「福爾摩沙」(Formosa)，是因為看見了島上一片鬱鬱蔥蔥的樹林引起航海探險家的讚嘆，如果這是真的，這當中一定少不了樟樹。

跟荷蘭人一般紅毛的的英國人，為了提煉樟腦油，不惜深入南庄採伐一座一座的樟樹林，他們埋鍋造飯、設置煉油廠的地方，後來稱為紅毛館。

台灣樟腦原料樹種，在海拔 1800 公尺以下的山區並分布整個平原，也是台灣最主要的行道樹之一。

樟科的樹種有樟樹、芳樟、肉桂等幾種，都是東亞常見的樹木，被使用的歷史也頗為久遠，例如，台灣人常用的樟腦油、樟腦丸 有驅蟲、

抗蛀蟲的作用，這些呈現黃色液體的樟腦油，與萃取自樹葉的白色樟樹精油，使用方法差異極大。樟樹萃取精油在芳香療法中並不常使用，因屬於強效精油，作用力強，一般芳療師都因為症狀嚴重，例如嚴重精神官能症、霍亂、肺炎，或筋骨扭傷才會使用。

樟樹成長期非常慢，最少要 50 年以上的樹木才能利用，長到百年才看得出它的價值，但因為在台灣屬原生樹種易栽培，因此，成為少數可以在台灣萃取的精油，也是一些在台灣經營較久的品牌，這幾年極力推廣的精油。

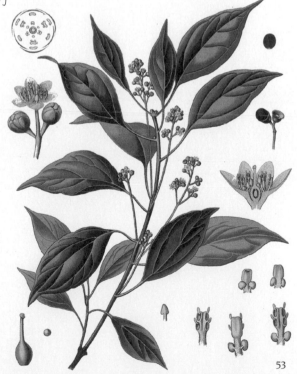

小麥胚芽油 Wheat Germ Oil
學名： Triticum vulgare

　　作爲芳香療法中使用的基底油，是萃取麥芽（胚芽）冷壓法獲得，它最大的作用是所有基底油中含維他命 E 最爲豐富，又是最便宜的一款油。但有氣味較濃重的麥香，且呈現琥珀色，感覺上是比較厚重的油，的確，通常在調配專爲四肢使用的按摩油時，比較會用這一款油。

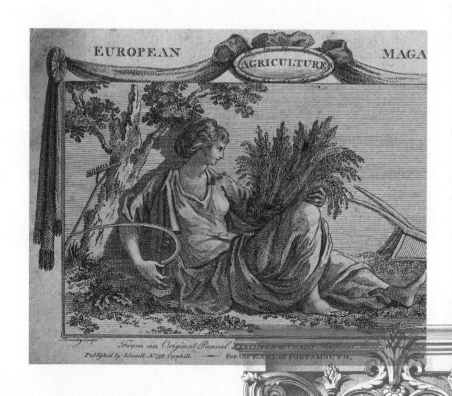

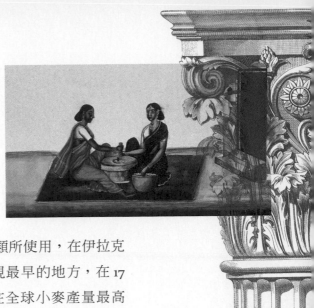

　　小麥在 7000 年前即爲人類所使用，在伊拉克東部的考古區域是目前發現最早的地方，在 17 世紀才傳到美洲大陸，現在全球小麥產量最高的地區是美國，以基底油來看，也多半以美國製造的冷壓油爲最多。

　　維生素 E 有良好的抗氧化作用，保護身體免受自由基的影響，針對老化問題，尤其是早衰的皮膚，可以看見顯著的效果。另外，像濕疹、牛皮癬、燒燙傷，或是發炎、潰瘍性皮膚塗抹、按摩都值得一試。

氣味：麥香味，厚重。
吸收：可搭配甜杏仁油使用。
皮膚類型：乾燥、成熟，或問題肌膚。
保存期限：一年左右。

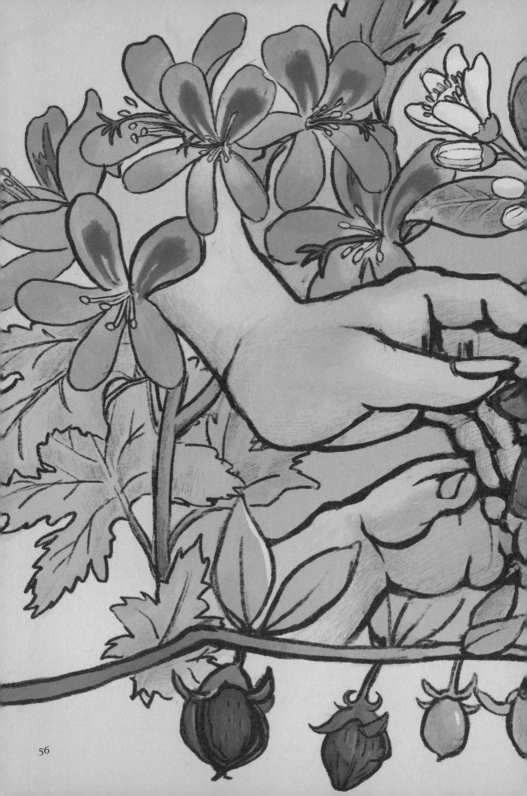

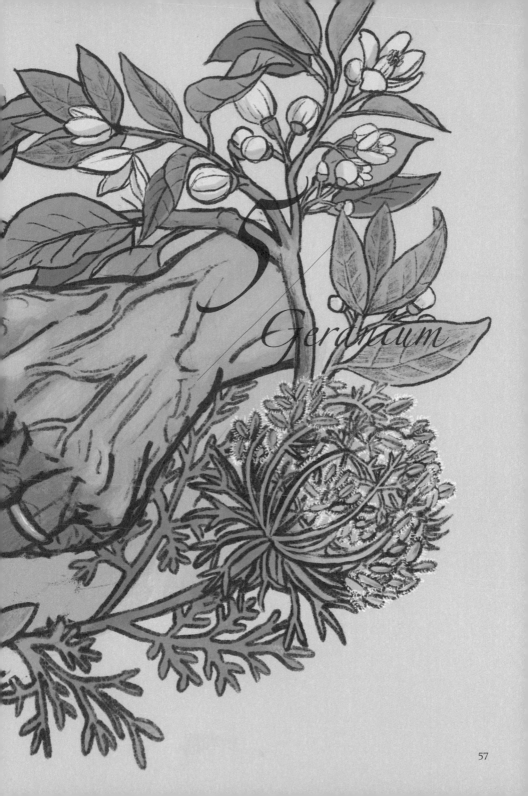

5月

進化
Geranium
天竺葵

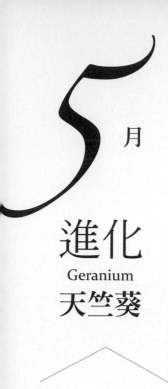

學名————

學名 天竺葵屬 Pelargonium graveolens

他的思想，像雲雀一般，

逃向早晨的天空，

——它盤旋於生活之上，並能毫不費力氣地聽懂

那些花朵和無聲之物的語言〈上升〉波特萊爾

五月花航向海的彼端，是為了生存

這個母親的季節就像個豐饒之海

吹拂著一年之中最舒服的風

還有著爽颯涼涼的輕盈氣息

空氣不潮不熱就是個怡人的日子

在這個季節我們慶祝，歡笑，聽鳥兒唱歌

覺醒，進化，

一個精神上帶起的身體動能

女人和她的一生

　　五月的春花開到荼蘼，可謂艷的極致，又有歡聚的母親節，這個聚會很少人會推託，可說是光彩照人，精神飽滿，一個新的成長契機。

　　母親節讓人想起女人的一生，人自發育期開始，性徵愈來愈明顯，少年男女的荷爾蒙分泌，雌激素自這時起影響女孩的一生，也牽動著女人的喜怒哀樂，形塑著身形、臉孔，人體最大的器官皮膚的光澤明亮與否，有些女人開始被這皮囊困擾一輩子。

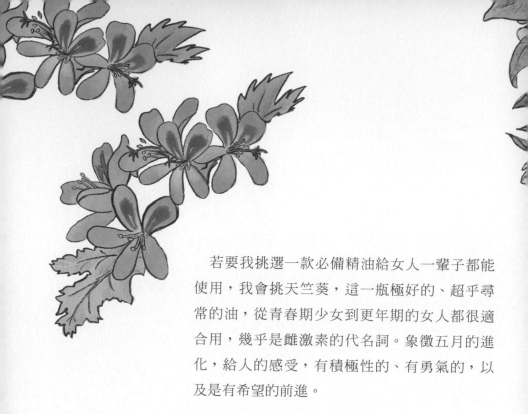

　　若要我挑選一款必備精油給女人一輩子都能
使用，我會挑天竺葵，這一瓶極好的、超乎尋
常的油，從青春期少女到更年期的女人都很適
合用，幾乎是雌激素的代名詞。象徵五月的進
化，給人的感受，有積極性的、有勇氣的，以
及是有希望的前進。

天竺葵的女人

　　「她四十歲，看起來卻像五十歲……她穿著
邋遢到了極點，一點格調也沒有。她的臉色暗
沉無光，布滿早衰的皺紋，她衰頹的身體狀況
使得皺紋特別明顯……她生活不正常，使得浮

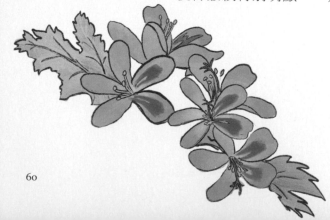

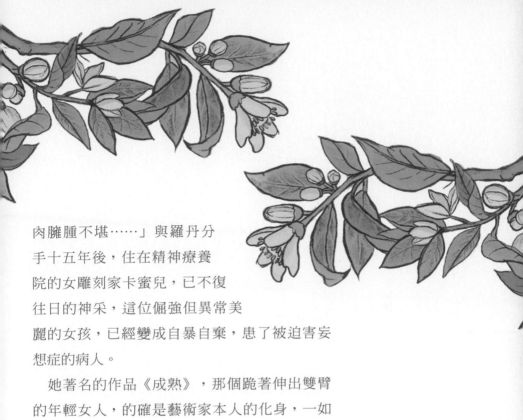

肉臃腫不堪……」與羅丹分
手十五年後，住在精神療養
院的女雕刻家卡蜜兒，已不復
往日的神采，這位倔強但異常美
麗的女孩，已經變成自暴自棄，患了被迫害妄
想症的病人。

　　她著名的作品《成熟》，那個跪著伸出雙臂
的年輕女人，的確是藝術家本人的化身，一如
沒有完全從跪姿站起身來的雕塑品，她並沒有
成為自己夢想中的成功藝術家。她十分恐懼昔
日戀人也是老師的羅丹偷走她的創意，摧毀她
的一切，於是和外界隔離；憤世嫉俗在療養院
過了一生。

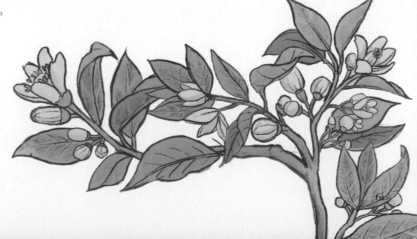

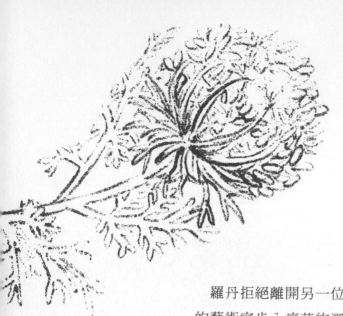

羅丹拒絕離開另一位情婦荷絲，讓這位年輕的藝術家步入痛苦的深淵，這或許也不足以摧毀她；讓她身陷恐懼無法自拔的夢魘，恐怕還是失敗的陰影吞噬了她的心靈，她開始懷疑自己是不是過分自信與托大，也或許她心中不願也不敢承認，自己只有在羅丹的指導下才能產生真正的佳作。

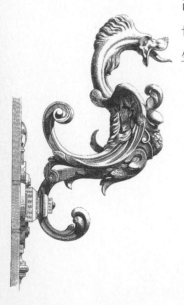

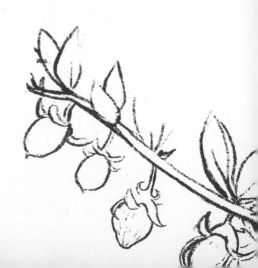

邋遢混亂、受愛人冷落的的女人，以早衰來摧毀自己，陷入無法自爬的困境；典型荷爾蒙失調，提早更年期的棄婦形象。這樣的故事自古至今，多不勝數，歷來不缺。

　　可以調控平衡荷爾蒙分泌的天竺葵，真該是女人必備的精油；不但能平衡男性以及女性荷爾蒙，還可以刺激淋巴功能排除體液，甚至還有抗憂鬱的特質，就算它不能替你喚回愛人的眼眸，也可以替你消除贅肉以及難看的蜂窩組織炎。

精油應用

「在那些最漂亮的姑娘裡，還有一個芳齡 23 的美人，她出生在波旁島，是羅茲騎士的後裔。」———《悲慘世界》，雨果

1639 年，法國人首度來到西南印度洋上的波旁島 (現更名為留尼旺島，依然是法屬地)，就連雨果也忍不住要寫寫神祕殖民地的波旁美人。波旁美人如何不得而知，倒是這種滿天竺葵、甘蔗和香草的海上花園，在十九世紀開始就有法國人做起天竺葵精油的生意，直到現在，仍是大多數天竺葵精油的產地來源。

天竺葵成分豐富，在平衡荷爾蒙、平撫情緒、刺激低迷氛圍等，都有很好的評價。它另一個為人稱道的價值，在於它是很好的搭配精油，除了可以增益其它精油的功效，還會因為搭配而改變自身氣味，散發出更為溫和迷人的香氣。

天竺葵雖是花瓣類精油，香味卻不同於一般甜蜜的同類精油，而是在花香中帶點輕微的薄荷和木質味，聞起來較為刺激。它是平衡皮膚狀況的能手，不論來自生理上 (包括身體意外傷害) 或精神上的刺激，導

致荷爾蒙分泌改變而使皮膚老化、失去光彩，都能感受到這款精油的作用，另外它也能刺激淋巴、消除水腫，可說是女人必備的肌膚用油。唯獨懷孕及皮膚敏感者需小心使用。

被誤稱為 Geranium 天竺葵的芳香天竺葵其實是 Pelargonium 天竺葵，培殖於在熱帶地區，不同於一般我們擺放在陽台上裝飾用、非芳香植物的天竺葵；由新鮮的芳香天竺葵枝葉所蒸餾出來的精油含有 200 種以上的芳香成分，富含單帖烯醇（香茅醇、香葉醇），本精油是絕佳的舒活劑，它能帶來提振精神、重新帶來活力，同時還能消毒殺菌。

以下有五個以按摩皮膚為主的配方，著重在皮膚保養，包含女性終其一生想追求的的皮膚彈性、光澤，以及紅潤健康。皮膚不是過油就是太乾燥，很難達到剛好的目標，以下的配方可說已達到治療作用，值得一試。

天竺葵有很好的平衡、調節作用，因此，既能平衡油性肌膚也能幫助乾燥肌膚，是一款很好分享的用油。

應用 1	油性皮膚的保養，早晚滴幾滴在臉上按摩。	天竺葵	7
		橙花	3
		苦橙葉	10
		葡萄籽油	20ml

應用 2	保養乾燥、無生氣的皮膚，早晚用於臉上按摩。	天竺葵	5
		胡蘿蔔籽精油	5
		依蘭依蘭	5
		玫瑰籽油	5ml
		荷荷芭油	15ml

應用 3	身體保養(身體用護膚液)，早晚塗滿雙手在身體上按摩。	天竺葵	10
		迷迭香	5
		依蘭依蘭	5
		澳洲胡桃油	20ml

應用 4	壓力過大、睡眠困擾，滴幾滴在胸口及足弓上按摩。	天竺葵	3
		苦橙葉	2
		薰衣草	1
		甜杏仁油	10ml

應用 5	蜂窩組織、橘皮脂肪、橘皮紋，滴幾滴在需要部位重點按摩。	天竺葵	10
		檸檬草	5
		迷迭香	5
		酪梨油	20ml

女人除了皮相，真正引起皮膚表面問題的內涵可能更為重要，況且皮相只是內在引發的表象罷了，最顯而易見的是睡眠問題，精神科門診最多的患者就是睡眠障礙、睡眠不足，荷爾蒙失調引起的痤瘡就不用說了，肌膚粗躁、過油，循環系統障礙會長疹子，這些不一而足的身體機能失調，才是真正讓皮膚變糟的源頭，天竺葵精油的全面作用，對以下幾個生體機能失調有修復作用，可以看出來。

應用 1

刺激、強化淋巴腺

我們比較容易觸摸到的淋巴是頸部、頷下、鎖骨上、腋窩、腹股溝，當淋巴腫大時可摸到帶狀或圓形的結節，為了舒緩這些症狀可以按摩和熱濕敷使用腋下精油。

天竺葵	5
杜松子	3
迷迭香	2
甜杏仁油	10ml

應用 2

平衡神經系統

神經系統遍布全身，精油只能用按摩和泡澡來放鬆、舒緩，有增益的作用，注意平常的食物攝取與作息才是關鍵之道，尤其，與其說需要多吃哪一類食物，不如用刪減法來談不要吃什麼食物，碳酸飲料、起司、氫化油、精糖食物、加工肉品。

天竺葵	5
雪松	3
檀香	2
或佛手柑	3
甜杏仁油	10ml

佛手柑是非常好的神經用油，尤其是放鬆效果，但不適合泡澡、淋浴，薰香、按摩則無妨。

泌尿系統精油

泌尿和子宮、卵巢的問題，是女人最容易被困擾的生理狀況，而且是隨著年齡會有各自不同的問題出現，早認知早覺悟，相對會比較容易應付，腰部、髖骨部位按摩、熱敷，以及臀浴。

以 20ml 小麥胚芽油按摩，若以臀浴使用精油量為 6-8 滴。

膀胱炎

天竺葵	4
茶樹	3
薰衣草	3

水腫

天竺葵	4
茴香	4
歐芹	2

循環系統

這種症狀完全是因為老化而產生，除了耐心應付別無他法，其中靜脈曲張可能會在小腿發作抽筋，也可能造成痔瘡，更年期症候群更是每一個人發作的症狀都不一樣，像是熱潮紅、高血壓、高血脂，或是精神上的躁鬱、憂鬱、易怒，可以試試熱敷心臟周圍，上背部與脊椎按摩，均以 20ml 常用的基底油調配，以及泡澡配方。

降高血壓

天竺葵	4
薰衣草	3
馬鬱蘭	4

靜脈曲張

天竺葵	4
快樂鼠尾草	4
絲柏	3

肌肉和骨骼系統

以按摩方式作用。

關節積毒素

天竺葵	5
迷迭香	5
杜松子	5
聖約翰草油	10ml
榛果油	10ml

皮膚、臉部保養

癒合傷口（結痂）		成熟型肌膚		晚霜	
天竺葵	5	天竺葵	3	天竺葵	5
薰衣草	5	乳香	4	茉莉	5
洋甘菊	3	玫瑰	4	薰衣草	5
沒藥	3	胡蘿蔔種籽	3	基底霜	20ml
蘆薈凝膠	20ml	甜杏仁油	5ml	玫瑰籽油	5ml
		玫瑰籽油	5ml	乳油木果	10ml
		乳油木果	10ml		

頭髮保養

以荷荷芭油 30ml 為底加入以下配方混合拌勻，於晚間梳洗完畢時倒於手上按摩頭皮，按摩後勿沖洗直接以乾毛巾包緊，直到第二天再沖洗乾淨。

調整乾性髮質

天竺葵	6
檀香	6
快樂鼠尾草	3

瘦身

先用以下配方泡澡（需加 50 克的海鹽），再以 20ml 甜杏仁油＋ 10ml 葡萄籽油為基底油，用按摩的方式軟化脂肪易於堆積的地方。

排身體積水 / 利尿

天竺葵	4
杜松子	4
絲柏	4
茴香	4

精神上的壓力、情緒

想改善環境，可以製造舒適的空間，以薰香方式是最方便且立即見效。用薰香瓶蒸汽或香氛機都適宜，大約 6-8 滴酌量。

1. **消沉**／葡萄柚＋天竺葵＋玫瑰草
2. **精疲力竭**／杜松子＋迷迭香＋天竺葵
3. **悶悶不樂**／佛手柑＋天竺葵＋花梨木
4. **憤慨怨恨**／檀香＋依蘭依蘭＋天竺葵
5. **坐立不安**／檀香＋茉莉＋天竺葵
6. **缺乏自我控制力**／雪松＋天竺葵＋薰衣草
7. **發脾氣**／尤加利＋天竺葵＋羅馬洋甘菊
8. **怕羞內向**／羅勒＋天竺葵＋茴香

胡蘿蔔籽 Carrot seed
學名：Daucus carota

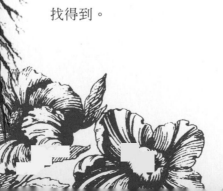

　　胡蘿蔔早在西元 100 年左右，就被人類拿來當作食物，差不多時間也被當作藥物使用，在希臘的藥典中頗多記載。

　　胡蘿蔔的英文名字源自希臘文「carotos」，被認為有利肝與利胃的效用，直到工業革命前，歐洲人才發現它對皮膚的好處，開始研究它對皮膚的功能。19 世紀時又發現它對免疫系統的作用，自此人們視胡蘿蔔為人類最佳的食物，諸如對眼睛、貧血、肝病、便秘……等各種生理疾病都有不錯的效用。

　　北半球大部分的溫帶國家都可以看到胡蘿蔔的蹤影，但現在看到的橘紅色胡蘿蔔是荷蘭人培育出來的食物，最大宗的生產地也就是歐洲各國沿海地區。

　　胡蘿蔔含有維生素 A 的前趨物，因此被認為有抗癌效用，除此維生素 B、B2、C 在醫學上也被證明有防癌功能，這些在胡蘿蔔的成分中都找得到。

在芳香療法上，胡蘿蔔油有兩種，胡蘿蔔種籽精油與胡蘿蔔浸泡油，浸泡油最好是用野生種的胡蘿蔔來製作，因為野生種的根不能食用，在莖上會開小白花，雖然可以萃取精油，但胡蘿蔔根部的浸泡油含有豐富的維生素，對皮膚有莫大的好處。

至於精油，幾乎毫無氣味，但卻富含油脂並且對皮膚有相當好的治療效果，不是用植物根部蒸餾，而是傘形花序上所的種子，除了富含的胡蘿蔔次醇外，還能有效促進皮膚角質更新與皮下組織的活化。

苦橙葉 Petitgrain
學名：Citrus aurantium

苦橙葉是我最喜歡的氣味，有木質類精油的清新，又有柑橘類精油的甜味，還趁著樹脂類精油濃重，真是很複雜。但是也很單純，就是一股穿透人心的苦味。

苦橙葉來自橙樹，戲稱為窮人的橙花。它是苦橙、酸橙、塞維爾橙樹，甚至是橘子、甜橙

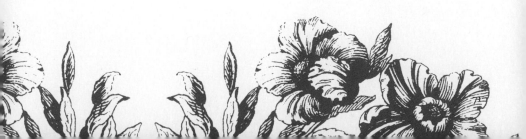

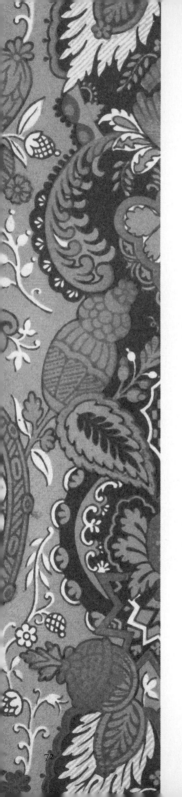

的嫩枝葉萃取而來。

　　因為來自枝葉，所以味道厚重，香水業者喜歡用它更甚於橙花，因此法國南部的香水城，有一段時間以生產品質精良的苦橙葉著名，雖然味道不若花瓣精細，確有樹葉質樸的的特性。

　　比起橙花精油便宜又比橙精油適宜當作泡澡精油的苦橙葉，是用途頗為廣泛的一種精油，它有柑橘屬精油的所有特色，甚至它有別於其他柑橘屬精油，對抑制皮脂分泌以及殺菌的功效，是很好的皮膚用油，而且它也不具光敏性。

　　尤其，幾乎沒有人不喜歡它的氣味，甚至不若橙花精油的苦味，成為製作高級古龍水的主要成分。

　　Petit 有細小的意思、grain 指顆粒狀，因此它的名字有「小果實」（petits grains）的意思，所以它的法文別名叫做「小種子苦橙樹葉 petit grain bigarade」。在幾個世紀前，苦橙葉精油是萃取自未成熟的果實，果實小如黑梅果般、尚未成熟前就將它採收，以萃取精油。

　　這款精油富含的酯，具有抗痙攣、鎮靜、舒

緩和抗炎的作用，富含單帖烯醇則有抗感染、提神和促進皮膚新生的作用。

青少女

青春期的女孩最常見的困擾一如青少年的痤瘡和油性皮膚，因雄型荷爾蒙分泌過於旺盛導致，另一個就是經前症候群，以及月經疼痛。

處理油性皮膚又不能讓肌膚過於乾燥變成粗燥，實是一項挑戰，年輕人畢竟戶外活動較多，島嶼日曬時間長又激烈，因此清潔還是首要任務。

月經初期並不穩定，時間與月經狀況都很難預估，有些人會更困難或麻煩一些，而且疼痛位置也每個人不一樣，會有腰痛，下腹痛，肚子痛，如果有疼痛狀況，可以試試熱敷疼痛部位，或按摩踝骨附近的三陰交穴，適合的精油有天竺葵、絲柏、薑、肉桂、薰衣草，適量。

東方的食療中也有多種方子，整個青春中都在使用的是四物湯，或是紅棗茶、紅豆黑糖薑湯。西洋花草茶中備受推薦的是玫瑰花草茶。

洗面乳	
茶樹	30
薰衣草	20
蘆薈膠	50ml
溫和清潔乳	40ml
（或嬰兒清潔乳）	
荷荷芭油	10ml

保濕水（或噴霧）	
天竺葵	20
尤加利	20
薰衣草	10
純水	100ml

經前腹部疼痛	
天竺葵	3
絲柏	5
羅馬洋甘菊	2
甜杏仁油	10ml

荷荷芭油 Jojoba Oil
學名：Simmondsia chinensis

荷荷芭是一種沙漠植物，在南加州、亞利桑納州、以色列、澳洲等沙漠邊緣都可以找到它的蹤影。荷荷芭油萃取自荷荷芭豆的油質，但不是真正的油質，而是一種液態蠟脂。

這種樹原生於美國索蘭諾沙漠的灌木，高約 3 公尺，橢圓形的灰綠色葉子好似附了一層白霜，5～6 瓣的花小而黃綠色，在 3～5 月開花，果實像橢圓形的棗子，所以曾經被誤認為中國的棗子，因此學名才有 chinensis 出現，所以俗名「荷荷芭」（jojoba）是源於阿茲特克人美國亞利桑那州一帶的原住名 O'odham 的說法 Hohowi，以免和棗子（Ziziphus zizyphus）混淆。

深褐色的果實含有 54％的液態蠟脂，也是萃取油的來源，這種油是罕見的，因為它是一種極長的（C36-C46）直鏈蠟酯而不是甘油三酯，

使得其衍生物荷荷芭酯更像鯨油，而不像植物油，這也是在芳香療法中更適合當護髮油的原因，尤其在低溫中會凝固的特質，也很適合混入乳霜製品使用。

　　這款油值得稱頌的是蠟酯分子結構與我們皮膚中的蠟酯近似，使得荷荷芭具有獨特的深入皮膚滲透能力。一般人大約30％的皮膚皮脂，亦即在皮膚上的天然物質是天然蠟酯，有助於殺死細菌，扼殺病毒並爲鎖住水分有保護屏障的功能，但會隨著年齡老化失去。尤其成熟皮膚的損失消耗是正常的，常見於疾病，營養不良或使用某些藥物後。這可能會讓你的皮膚看起來乾燥，疲倦和無光澤。荷荷巴具有天然抗菌，抗病毒，抗眞菌，鎮痛，抗炎和低過敏性，因此可用於緩解各種皮膚病。

氣味：金黃色有點輕微堅果味。
吸收：一般，油感濃厚。
皮膚類型：乾燥、成熟，或問題肌膚。
保存期限：較長保存期限。

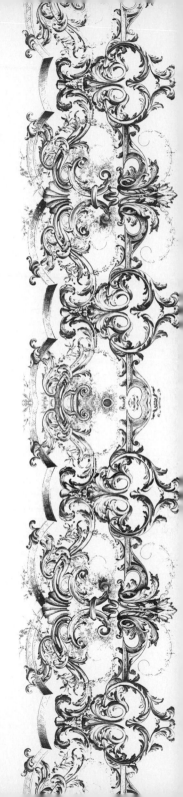

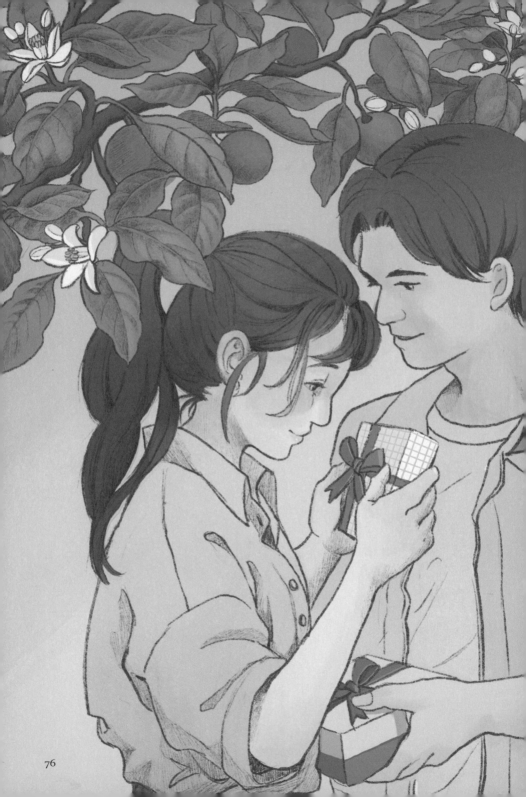

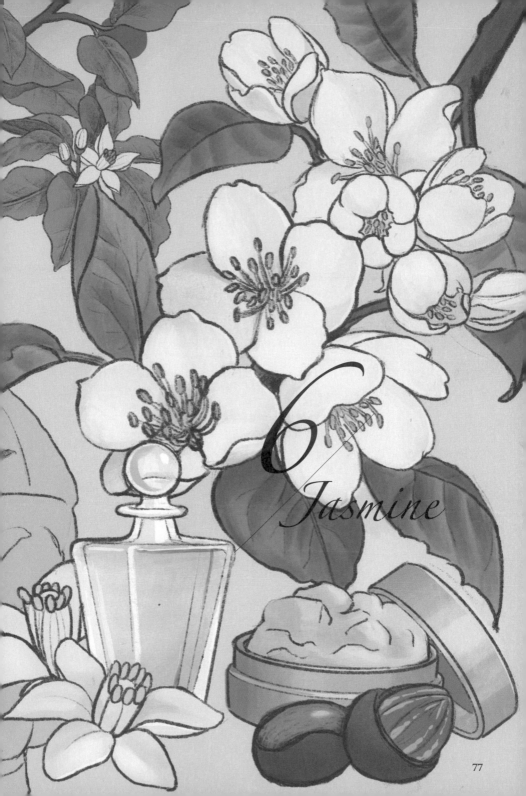

6
Jasmine

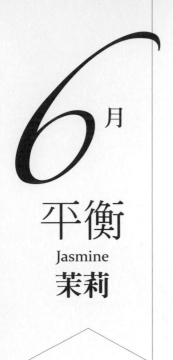

6月

平衡
Jasmine
茉莉

學名————

茉莉屬 Jasminum grandiflorum

六月茉莉滿山香　挽花也得惜花欉
親像蝴蝶亂亂弄　採過一欉仔伊都又一欉
六欉茉莉分六路　一欉較美搬落湖
日時要挽有人顧　暝時要挽伊都人看無
〈六月茉莉〉 by 許丙丁

六月新娘就像白色的茉莉
純潔、無辜、神聖
酷暑未至，悶熱難當
真正的考驗還沒到來
先應付梅雨季節，變幻莫測
還是先辦場婚禮練習未來的艱難
練習之必要，準備之必要
沒有人可以一路大無畏向前行
我們要先設個關卡挑戰自己
學會走鋼索之後才能攀岩

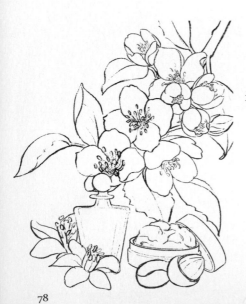

男人女人各得其所

　　天氣已轉熱，偶爾會有北風吹佛，到端午節時差不多就要收冬衣了，接著梅雨季來臨，在盛夏颱風未到之前，先練習和風雨相處，地球暖化、氣溫升高，梅雨持續不斷下兩三個星期，也可能造成坍塌陷落的災難，然而，生理狀態卻是一年之中比較穩定的時節，無怪乎北半球溫帶地區的人喜歡在這個季節結婚，六月是新娘的季節。

　　這一季在端午除穢的環境中，我們更重視氣味與氣息，如何讓環境清新，就像端午燒艾草用雄黃，芳香療法中潔淨空間，處理雨季發霉的氣味，自有好用的精油，然而，讓自身聞起來更好的芳香噴劑與香水，好似茉莉的悠遠氣息，從自身做起，更讓人興奮。

　　另外，在這結婚的季節，不免會想讓自己完整又完美，如何保持最佳狀態，所謂最佳狀態就是平衡的狀態，一切都舒適沒有傾斜，身心亦然，男女都如是，女方可能重視穿禮服美不

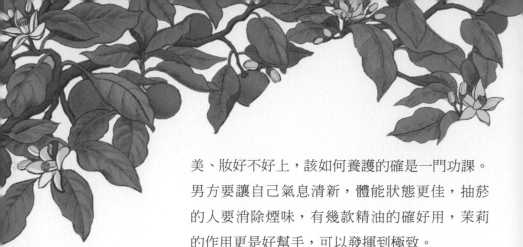

　美、妝好不好上，該如何養護的確是一門功課。
男方要讓自己氣息清新，體能狀態更佳，抽菸
的人要消除煙味，有幾款精油的確好用，茉莉
的作用更是好幫手，可以發揮到極致。

　以人生的循環來看，這一章談懷孕也很適合，
從準備懷孕到孕期中可不可以用精油，精油對
孕婦有什麼作用，或者對懷孕症狀有沒有效用，
都很值得關注與適當運用。

　初夏時節，一陣穿堂風尚有些涼意，占星學
上的婚神星是羅馬神話中的朱諾（Juno），六
月此刻，就在此時，要掃除所有的疑慮和惡質，
過去的努力要在此時實現。

茉莉

　這株從中國到西亞都有精采傳說的植物，因
各地飲食、醫療文化的不同，衍生出各種使用
方法。中國的茉莉綠茶稱香片，台灣有種廣泛
流行的飲料稱茉莉蜜茶，《本草綱目》說茉莉：

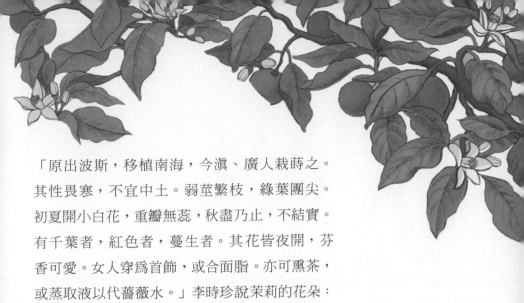

「原出波斯，移植南海，今滇、廣人栽蒔之。
其性畏寒，不宜中土。弱莖繁枝，綠葉團尖。
初夏開小白花，重瓣無蕊，秋盡乃止，不結實。
有千葉者，紅色者，蔓生者。其花皆夜開，芬
香可愛。女人穿爲首飾，或合面脂。亦可熏茶，
或蒸取液以代薔薇水。」李時珍說茉莉的花朵：
「氣味，辛，熱，無毒。……蒸油取液，作面脂，
頭澤長髮，潤燥香肌，亦入茗湯。」

　　印度最古老的醫書《吠陀經》 將茉莉歸爲苦
性藥，身體狀況差時，可以用來排毒解毒。印
度人也是最早拿茉莉來做油膏的民族，而從印
度到東南亞如巴基斯坦、斯里蘭卡的印度廟裡，
都以茉莉花薰香、裝飾、祭神，進入廟裡，立
即能聞到強烈的茉莉花香。在東南亞各國，華
人和馬來人稱茉莉花香爲 「吉寧仔味」（印度
人在東南亞各地被稱作吉寧仔）。

　　茉莉的英文 Jasmine，是從它的
波斯名字 yasmin 轉化而來，從
茉莉花中提煉出的茉莉油向來爲

波斯人、阿拉伯人看重，可做藥用。《廣州圖經》有記載：「舶上有耶悉茗油，蓋胡人取花壓油，偏宜麻風。膏摩於手心，香透於手背。」

茉莉有兩種類型，常綠灌木或爬藤植物，前者約三公尺高、後者可蔓生至幾十公尺。黃白兩色的花朵，在晚上會分泌旺盛的化學分子，香氣濃郁襲人，印度人稱它為「樹叢月光」。因此萃取花朵精油時只能利用夜間採摘。

迷人的香味使它成為香水重要的凝香劑，但也因生產工序繁複而價格不菲，純精油取得不易，一般以北非、埃及一帶出產的品質較為優良。

這一款精油男人和女人都很適用，雖然屬陽性精油，但是稀釋時會成為陰性精油，陰陽融合，各取所需。

精油應用

茉莉是很多知名品牌的招牌產品，以標榜含有茉莉的香水、乳液、晚霜表示矜貴，這一款晚霜想立即讓皮膚變亮澤應該不難，試試自己調配。

遇到專案必須全神貫注、全力以赴時，像是操辦婚禮變得混亂不堪，需要平衡冷靜，有些精油的鎮靜效果很好，使用起來也會讓自己感到華麗幸福，趁這機會享受一下，自己調配一瓶到按摩店放鬆，然後繼續戰鬥。

晚霜	
茉莉	5
薰衣草	5
天竺葵	5
滴檸檬	3
基底乳霜	20ml
月見草油	5ml
荷荷芭油	5ml
乳油木果	5ml

應用 1

平衡神經系統

混亂時最需要安撫的生理狀態，適合以按摩和泡澡運用，用 20ml 基底油來調配，泡澡隨興。

泡澡	
茉莉	5
洋甘菊	3
花梨木	2

應用 2

氣虛衰弱

氣虛衰弱，但一定要振作時，權當續命配方。

續命	
茉莉	4
馬鬱蘭	4
快樂鼠尾草	3

刺激腦垂體腺

應用 3

亦即與荷爾蒙有關，無論是過剩或不足，最重要的是剛好平衡，可以薰香或泡澡，或者以生殖系統為出發點，按摩全身。

按摩

茉莉	5
橙花	3
薄荷	2
甜杏仁油	20ml

刺激、增強性慾

應用 4

有一款很迷人的配方，這個配方光是氣味就會讓人興致勃勃吧！

氣味

茉莉	5
橙花	3
檀香	2
甜杏仁油	20ml

荷爾蒙不足

應用 5

女性會影響月經與皮膚，男性會委靡不振。

補足荷爾蒙

滴茉莉	5
滴玫瑰	3
滴快樂鼠尾草	2
榛果油	20ml

除了生理上，精神上的問題，關於情緒調整，以下幾個症狀，可以試試薰香。精神上的干擾，比較建議薰香、冥想、打坐。

缺乏自信－茉莉、佛手柑、迷迭香、花梨木
過於吹毛求疵－茉莉、快樂鼠尾草、花梨木
害怕擔憂－茉莉、茴香、依蘭依蘭
冷淡－茉莉、廣藿香、安息香
壓抑感－茉莉、肉荳蔻、迷迭香
悲觀情緒－茉莉、甜橙、肉荳蔻
坐立不安－茉莉、檀香、天竺葵
性慾低落－茉莉、玫瑰、快樂鼠尾草

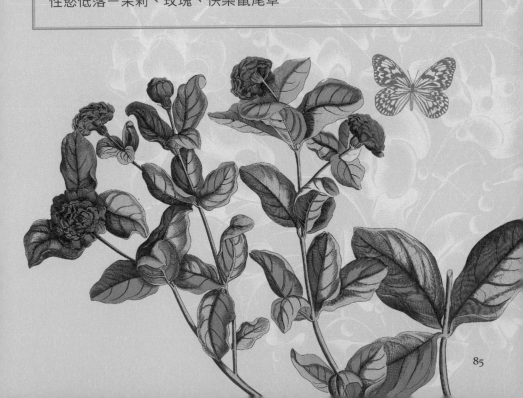

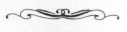

科隆之水
Eau de Cologne

我們慣稱的古龍水，在最高級的配方中，橙花的比例絕對高過同類植物，才會只有隱隱淡香，氣味冷靜理性。聽說古龍水最早的配方是由塞爾維亞理髮師的兒子調配出來的，現在成為男人專屬的刮鬍水與香水。

結婚

這一章談結婚，就不能不再介紹一款跟茉莉一般華貴的花瓣精油橙花，尤其，橙花的中性特質兩性都很好使用，氣味沒有茉莉這麼濃郁，是男性香氛的好選擇。

關於橙花的故事，就一定要說個從這裡開始的故事。

有人說她是公主，有人說她是公爵夫人，她都是。她是義大利半島中部、羅馬南方里諾拉城 (Nerola) 的公主，嫁給距離羅馬三十公里的巴西亞諾 (Bracciano) 城公爵，名叫安妮 (Anne Marie Orsini) 的十七世紀貴夫人。

聽說她用的東西、器物都得薰香，更別說貼身衣物、手套、髮飾，從頭頂到腳趾都要薰上她最喜愛的橙花油，洗澡水是橙花水，化妝水是橙花露，當時貴族仕女一定得戴的手套更是講究得不得了，流風所及，就出現了最華貴的時尚配件，用橙花油薰過的手套 (guanti di neroli)。

現代人噴香水就像穿外套一樣，是件輕鬆的

事，但對十七世紀的貴族來說，薰香可是一件繁複的工程。首先，將皮革切成一小塊一小塊，浸在花水、釋放香氣的香草植物油甚至是動物的唾液、骨髓中（例如抹香鯨的腸胃裡發現的東西。）再將浸香的皮革放在抽屜、衣櫥，或櫃子裡將衣物、飾品，甚至文具薰香。

　　既然這位貴婦將所有與她有關的東西都用橙花薰香，想來義大利中部應是遍植橙樹了。原生於中國的橘子樹，在十一世紀被阿拉伯人帶到歐洲，卻在環地中海濱找到它最適合的所在，被發揚光大。

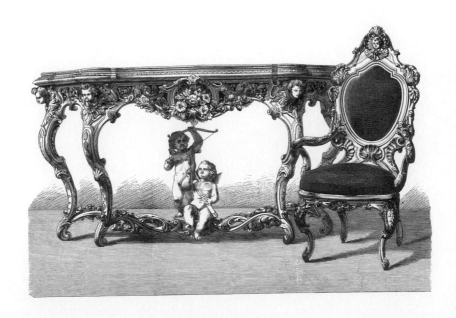

橙花 Neroli
學名：柑橘屬 Citrus aurantium

　　理論上所有橙樹，包括柑橘屬所有樹種開的花都可以叫橙花，芳香療法所使用的橙花精油，英文名字為 Neroli，當然有其特別之處。

　　在當今研究開發精油最多的英、法與義大利的一些精油大品牌，逐漸將他們的橙花精油改稱 Orange Blossom Essential Oil 而非 Neroli。橙花精油原是種類眾 多的柑橘屬 (Citrus aurantium) 精油中高貴的一員，其中最高檔的 Neroli 橙花精油，只能採擷自塞爾維亞橙樹開的花，但來自此一樹種的橙花在世上已不多見，因此 才會有 Orange Blossom Essential Oil 這個新名字的出現。

　　在芳香療法上使用的柑橘屬植物，大多來自環地中海沿岸，包括南面的北非突尼西亞、埃及、摩洛哥，和北側的南法、義

大利。能夠萃取出精
油的橙樹，主要
分為苦橙 Bitter
Orange (Citrus
a u r a n t i u m
var amara) 與甜
橙 Sweet Orange
(Citrus sinensis)，
苦橙樹產出的精油不論是
苦橙 (果實)、苦橙葉或是
苦橙花，等級較高、療效更
佳；帶了一絲苦味、一點辛辣特質的苦橙花精
油，更是香水中調的極佳選擇。

　　甜橙花又稱為葡萄牙橙花 Neroli Portugal
(Neroli petalae)，精油質量不若苦橙來得好，
但氣味甜蜜也較溫和，就是缺了一點苦橙花的
苦味，感覺上好像少了些冷靜、理智的感受性。

　　最講究的橙花精油必須脂 / 冷吸法 (enfleurage)
萃取。主要是因為利用蒸餾萃取的橙花精油，必
須在太陽出來前兩三個小時將花朵採收完畢，

且盛開的橙花容易腐敗，香味消失不說，品質也難以控制。後來發現在橙花未盛開前摘下，它還是會慢慢釋放香氣，將新鮮花朵放在油脂上，就能像採集其他花瓣類香氣一般，取得充滿花瓣香氣的油脂，把氣味保存更完整、持久。

在南歐尤其是義大利，橙花常拿來當新娘的花束，又有維多利亞新娘花束之稱，意思是解除性焦慮的花束，橙花的氣味、特質，不言而喻。

這兩款精油對於平衡副交感神經有其功效，可用於此一原因所引發的失眠，並能改善神經痛、頭痛、頭暈(眩暈)。在情緒上，是倦怠時提振的妙方，也是好的抗憂鬱劑，可讓無精打采的人振作。

運用橙花精油按摩

<table>
<tr><td colspan="2">焦慮放鬆</td></tr>
<tr><td>橙花</td><td>5</td></tr>
<tr><td>滴羅馬洋甘菊</td><td>3</td></tr>
<tr><td>滴薰衣草</td><td>2</td></tr>
<tr><td colspan="2">甜杏仁油＋ 20ml</td></tr>
</table>

由苦橙樹上所摘下的新鮮花朵所提鍊煉出的珍貴橙花精油，由於價格過於昂貴，芳香療法很少使用這種精油，它所含有的單帖烯醇和倍

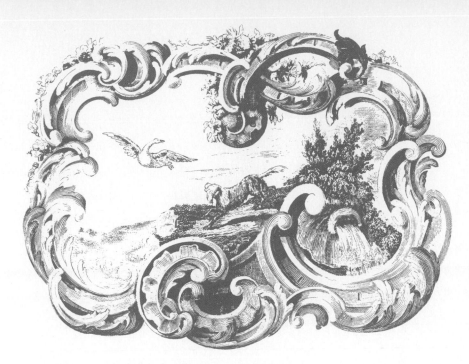

半烯醇讓它成為特別敏銳的精油，具有很好的
鎮靜平衡效果。

　婚期過度敏感者的焦慮、緊張，試試看囉！
晚上睡覺前，滴幾滴在胸口及足弓上按摩。

　評論：

　要找到真正具有細膩香氣和其典型花香的苦
橙花精油並不容易，常常不是品質太差就是蒸
餾過程控制不當，不過我們通常在北非所產的
精油當中，能找到品質不錯的精油。請小心摻
雜苦橙葉精油的苦橙花精油。

要測試它的品質，可以在手背上滴一滴精油，然後用手指輕輕推散，一旦精油滲入皮膚後，聞聞看，如果它精緻細膩的香氣不散，就是品質優良的苦橙花精油。

橙花在循環系統與心臟功能的效果，備受推薦。

循環系統的護理，以熱敷心臟周圍，上背部與脊椎按摩，以及泡澡，按摩油以任何 20ml 基底油調配 10~12 滴精油爲原則。

心臟痙攣－橙花、玫瑰、香蜂草、甜橙

高血壓－橙花、玫瑰、芫荽

心臟衰弱－橙花、迷迭香、香蜂草

暢通血管－橙花、薰衣草、羅馬洋甘菊

心悸－橙花、香蜂草、依蘭依蘭或橙花、玫瑰、薰衣草

皮膚運用 癒合疤痕	
橙花	5
薰衣草	3
義大利永久花	2
蘆薈凝膠	
甜杏仁油＋	20ml

防止黑色素沉澱 以及讓雀斑變淡	
橙花	8
檸檬	5
羅馬洋甘菊	5
乳霜	30ml
玫瑰籽油	5ml
琉璃苣油	5ml

精神上，橙花對於生理性困擾造成的精神挫
敗，效果頗佳。以薰香使用為主，做放鬆按摩
亦可。

衰弱－茉莉、馬鬱蘭、快樂鼠尾草或橙花、
　　　　檀香、岩蘭草

失眠－橙花、薰衣草、羅馬洋甘菊

震驚－橙花、薄荷、安息香

狂怒－橙花、沒藥、香蜂草

失眠－薰衣草、橙花、羅馬洋甘菊

害怕擔憂－橙花、檸檬香茅、甜橙

憂鬱－橙花、薰衣草、快樂鼠尾草

悲痛災難－橙花、玫瑰、絲柏乳

調和膚色	
橙花	5
玫瑰	3
薰衣草	2
荷荷芭油	20ml

微血管破裂和靜脈曲張	
橙花	5
羅馬洋甘菊	5
玫瑰	3
乳香	2
甜杏仁油	30ml

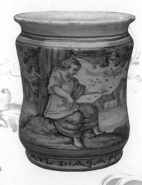

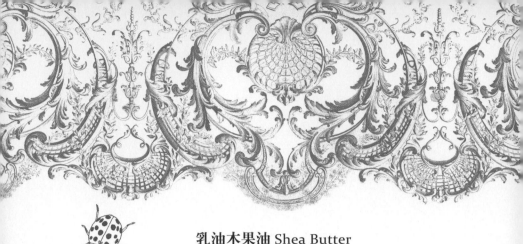

乳油木果油 Shea Butter
學名：Butyrospermum parkii

　　乳油木原生於西非，是非洲人傳統的食物，在飢荒時當作糧食補充品，在芳香療法上有分脂類（固態）和油類（液態）使用，功能稍微不同。

　　這一顆高可達 30 公尺，樹幹直徑 2 公尺的落葉木在樹齡 10 ～ 15 歲時開始結果，約 20 ～ 30 歲達到最高峰，樹齡可達 200 年歲。果時約像李子般大小，需 4 ～ 6 個月才能成熟，每棵樹的最佳產量是 45 公斤。

　　乳油木果油由五種主要脂肪酸組成，棕櫚酸，硬脂酸，油酸，亞油酸和花生酸，約 85-90％的脂肪酸組合物是硬脂酸和油酸。這兩種脂肪酸的相對比例影響乳木果油黏稠度。硬脂酸使其具有固體稠度，而油酸影響乳木果油的軟硬度，

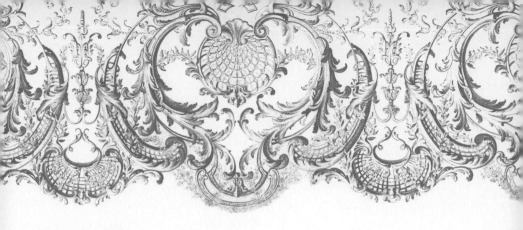

取決於環境溫度。

　芳療上，固態通常用來做精油手工皂，液態調配按摩油或是乳液、乳霜。固態油脂和液態油脂差別在於液態比固態更滋潤，不飽和脂肪酸的比例更高。固態的硬脂酸較高，能幫助肥皂硬化。

　在西非迦納等 19 個國家中都有發現它的蹤影，因為無法人工栽植，現代食品工業又是拿來取代可可脂，因此價格居高不下。目前除了精緻油脂用來做化妝品工業的基底油，非洲人將它當作膳食脂肪與藥用植物。

氣味：淡黃色，果香味。
吸收：油感濃厚。
皮膚類型：乾燥、成熟，或問題肌膚。
保存期限：固態最長3年，液態1年半

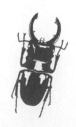

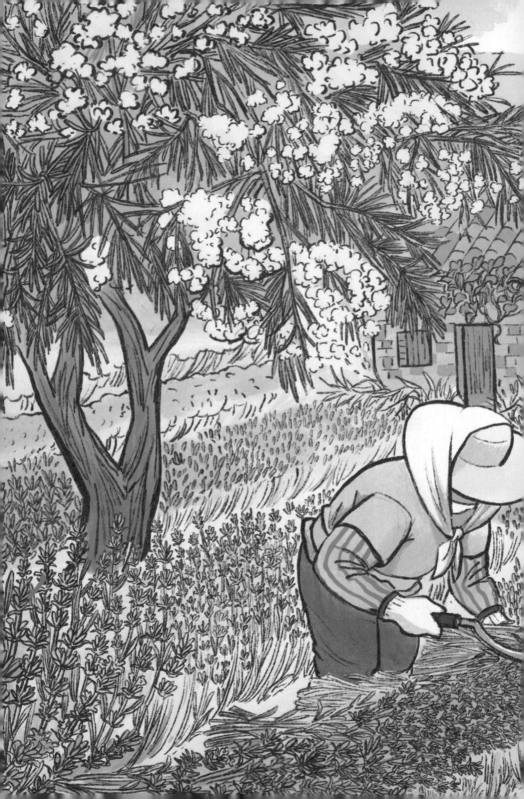

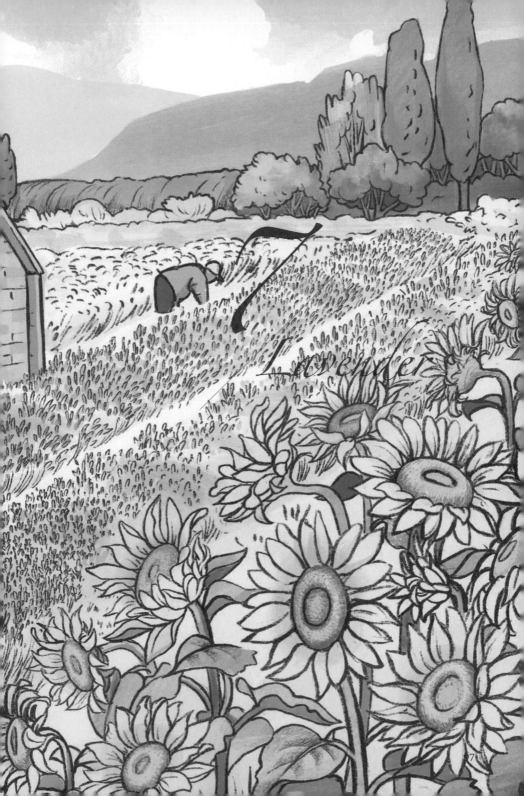

7

Lavender

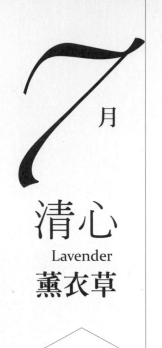

7月

清心
Lavender
薰衣草

學名————

眞正（藥用）薰衣草 Lavender vera

學名：Lavandula officeinalis

穗花薰衣草 Lavender aspic

學名：Lavandula spica

醒目薰衣草 Lavander abrial

學名：Lavandula hybrida clone abrialis

給你一束鮮花，

薰衣草茶、薄荷糖、鹹派、馬鬱蘭香料

床上鋪滿承受陽光的金盞花

和他一起哭泣：這些花

仲夏，我想他們擁有

給中年男人，歡迎你

莎士比亞《冬天的故事》第四幕第四場

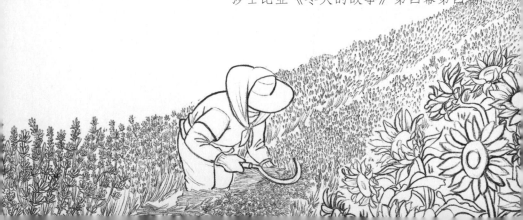

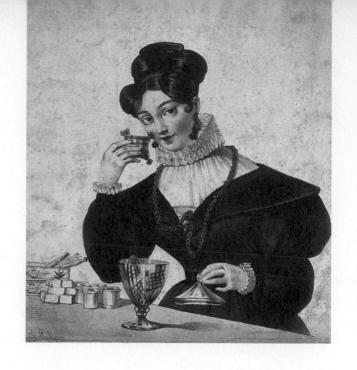

在熱夏溽暑期間

薰衣草使靈魂平靜，安撫神經

滴幾滴在在手腕、在耳後

保持平靜，心緒安寧，公事順暢

裝一瓶薰衣草噴霧劑，在會議室灑一遍

大家保持冷靜，動作迅速，快點下班

順道製作一罐茶樹消毒水

隨處擦一擦，洗一洗

讓自己感到乾淨，保持安全

距離

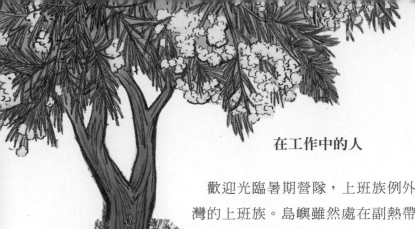

在工作中的人

　　歡迎光臨暑期營隊，上班族例外，尤其是台灣的上班族。島嶼雖然處在副熱帶，但一向沒有夏日度假的傳統，近年來更是頂著攝氏 35 度以上的高溫工作成為日常，2018 年最高溫一度飆破 40 度，猶如烈火上的日子，該如何度過？

　　當地球暖化不再成為環境保護的口號而是真實，夏日來臨就隨時戰戰兢兢地等待熱浪、暴雨，颱風，假日不再悠長也失去了詩意，外婆家的蓮霧、芭樂樹可能應聲而倒，就算有個旅行度假，在名勝古蹟的人潮裡，這樣的夏日我們該注意的從防蟲蚊變成更緊急的救護。

　　即便如此，假期仍然被期待來臨，因為更難熬的是都會辦公室的上班族，亮晃晃的光刺得你連買個便當都成為苦差事，七、八點上班時間已經大汗淋漓，更別說正當午的日頭，遇到要排隊的便當店去或不去，是個難題，接著是下班時間的壅塞，到家時還有力氣做個晚餐的人，已經可以稱作上班族達人。

防高溫、防曬、防濕疹、防缺水，心浮氣躁成為七月的日子，聽起來可不太美妙，但基本的保護措施還是要準備，精油中有兩款是可以直接使用在皮膚上，也是緊急救護非常好用的精油，薰衣草和茶樹精油，這兩款精油從氣味到使用都非常大眾化，也是一般人可以隨身攜帶的用油，尤其，薰衣草根本是一瓶全方位的必需品，很值得詳細探討。

薰衣草

　　歐洲人有個讓一團混亂暫停的方法，塗／噴薰衣草水，這款精油在歐洲跟我們的綠油精、萬金油差不多，隨時隨處可以使用，喘不過氣來、感覺不對勁、蚊蟲叮咬甚至不小心擦撞碰傷皮膚，一律適用。

　　法國化學家蓋特佛歇（René-Maurice Gattefossé），有一天在實驗室燒瓶爆裂不小心燙傷了手，情急之下往旁邊的薰衣草水盆一伸，竟然迅速緩解了手上的燒灼疼痛，這個有效的動作給

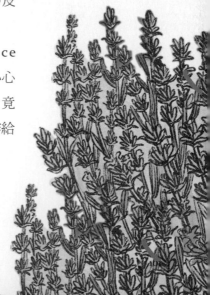

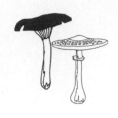

了他一個靈感，每天用薰衣草精油塗抹傷口，直到完好如初，沒有留下疤痕，肌如新生，也因此開啟英法兩國對於薰衣草提煉、萃取的現代化之路。

這個原來在地中海邊滿山遍野的紫藍色花朵，一向為人類眷戀不已，Lavender(薰衣草)詞源自於拉丁文的 Lavare(洗)，有煥然一新的意思，著名的羅馬浴池向來以薰衣草水泡澡享譽盛名。更早之前基督教的創世傳說，亞當與夏娃被逐出伊甸園時，就是帶著薰衣草離開，更神性的記載是聖經聖路克章節中 (St. Luke) 描述耶穌誕生的情景，聖母瑪利亞以香膏塗抹耶穌的腳，這款藥膏最重要的成分就是薰衣草。

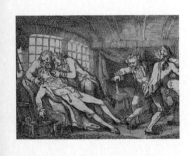

公元七十七年，希臘醫師迪奧斯科里斯 (Dioscorides) 在他知名的醫書中有一段是：「熬煮它……這藥草是緩解胸痛的良方。」指的就是薰衣草。更別說十六世紀英國的伊麗莎白女王，隨時都要喝一杯薰衣草茶緩解偏頭痛。

這聖人、凡人都無法擋的紫藍色植物，從有文字記載起，就有人談論歌頌，從西方到東方，傳唱不絕。

精油應用

　　薰衣草除了孕婦和低血壓患者避免使用之外，其他人包括寵物都很好用。一般來說純精油 (essential oil) 要混合基礎油，或加膠、乳液，或水才可以接觸皮膚，以免灼傷。薰衣草得天獨厚，是難得一款可以直接使用在肌膚上的溫和精油，並且單獨使用就能見效。我建議把它當作萬用油帶在身上，從身體的搔癢，到心理或情緒上的不適，隨時拿出來抹一抹、聞一聞，可以當作安定自己的祕密武器。我的聞香瓶裡，經常是一兩滴薰衣草或苦橙葉精油。

　　它在心血管疾病上有更深刻的作用，甚至有人把它當做緊急降血壓的好用精油。在突然激動、血壓飆高時塗抹薰衣草精油，或在泡澡時與乳香、玫瑰一同使用效果都不錯。

　　這款全面性用油，甚至建議任何配方中都可以加幾滴，以增進效益，就用這樣的分類方式：

在環境空間上，製作噴霧或薰香

　　夏天的環境氛圍很容易有不良氣味、過度乾燥好似難以吸氣，或過度潮濕的水漬霉味，很難達到平衡，也容易讓人緊繃甚至頭痛，白天可以

用噴霧隨時在空中噴一噴，或往自己身上噴，100ml 純水加 20 滴精油。

晚間適合點薰衣草蠟燭、薰衣草燻燈，甚至裝一碗溫水滴 7、8 滴精油進去，讓環境變得更舒適，安眠效果好。

沐浴和泡澡

薰衣草的放鬆、鎮靜效果非常好，對夏天緊繃的神經有立即舒緩的效果，若不慎有強烈的頭痛，血壓飆高，甚至是肌肉緊繃疼痛，回家先泡個薰衣草浴，甚至只要淋浴，都可以緩解疼痛，幫助安眠。一缸水 10 幾滴精油，很合宜。

熱敷或蒸汽

解決鼻頭粉刺，或是臉部小油，此時，如果鼻子剛好不通，正是一次解決的好時機，一盆熱水滴幾滴精油自然揮發，臉在趴在盆子上，最好的方式是用熱毛巾敷臉之後，趁熱擠粉刺。

萬用凝膠

在戶外難免磕磕碰碰，尤其是被野放的小孩，摔幾次跤才會長得頭好

壯壯，雖然不理他也沒有關係，但瞬間的不舒服，或更嚴重的流血、紅腫，緊急用薰衣草凝膠抹抹，可得到立即緩解，再一次重新振作，何樂不為。尤其，有些人被螞蟻爬過、蚊子叮一下就會哀哀叫，擦一下以示安慰。

薰衣草凝膠立即性的功能在於有消毒、鎮靜、緩解疼痛、紅腫的效果，馬上平復突發性不適或傷害，是解決緊急狀況的第一個步驟，若能達到立即效果會讓後面的處理容易得多。

除了立即性的處理狀況，對於像擠粉刺、疤痕、癒合傷口這類需要更多時間療癒的小瑕疵，也很適合用薰衣草凝膠，讓每天都舒適。

薰衣草蘆薈凝膠在曬傷的運用上最稱奇效，甚至是曬斑都能快速地淡化。

一瓶 50ml 上下的蘆薈凝膠加 25 滴薰衣草精油，隨時攜帶、使用。

粉刺與青春痘

這兩樣頑疾，尤其是粉刺，跟隨人的時間可能會長達 40 年之久，因此，用一瓶無味道的基底乳液，與薰衣草精油拌勻，經常使用，對付這個長久又惱人的問題。

燒燙傷

　　輕微燒燙傷可以直接滴幾滴薰衣草，立即緩解疼痛以及紅腫，若是面積稍大，但也還不需要遵守沖脫泡蓋送的程度，亦即不到危急程度，裝一盆冷水滴 10~15 滴精油，能立刻感受到症狀減輕。

感冒與鼻塞

　　不小心得到感冒，一缸水加 20 滴精油，可以舒緩放鬆並排毒，加速新陳代謝，泡澡的水蒸氣也可以清淨鼻孔。

　　感冒症狀最令人難過的是流鼻水、鼻塞與頭部下墜感與腦袋昏沈，滴幾滴在手掌搓揉輕拍鼻子，緩解鼻塞，滴幾滴薰衣草精油在枕頭上舒緩並放鬆，幫助睡眠。

頭痛

　　滴薰衣草精油在手掌上搓揉，再輕拍頭部，若是偏頭痛，直接滴在太陽穴輕按，再整個頭部以指壓方式輕按，很快的舒緩並放鬆。

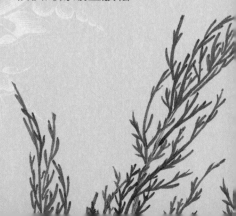

睡眠

　　失眠與難以入睡是工商社會最嚴重的文明症狀，現今，連學生都因為
考試而睡眠不足或難以安穩，薰衣草的鎮靜
作用對幫助睡眠有很的效果，有些使
用者習慣薰衣草的氣味之後，沒有薰衣
草的氣息，就會無法入眠的情形屢見不鮮，
因此，無論是用薰香、泡澡、按摩，或是用薰
衣草診，以薰衣草作皂、噴霧，找一個適合的方式
使用薰衣草，讓自己安眠。

按摩

　　薰衣草精油目前常使用的三個品種，各
有強項，可以依照不同的特性，運用在不同的症狀
上。

穗花薰衣草 Lavender aspic
學名：Lavandula spica

　　穗花薰衣草生長在低緯度、多石塊的土地上，它龐大的花梗在上半段分成三部分，所萃取出的精油富含單帖烯醇（沈香醇）和氧化物（桉樹腦），此外，還略帶樟腦，讓它具有提振精神、抗感染和抗霉菌的作用，經由皮膚吸收，同時也是很好的鎮痛劑。

前額頭痛

穗花薰衣草	5
薄荷	3
冬青	5
向日葵油	20ml

或滴 1、2 滴在前額疼痛處按摩。

孩童長牙期間的疼痛

穗花薰衣草	5
迷迭香	5
向日葵油	20ml

滴 1、2 滴在牙床疼痛處的臉頰上按摩。

重複感染的粉刺

穗花薰衣草	10
月桂	5
茶樹	5
向日葵油	20ml

滴 1、2 滴在粉刺上。

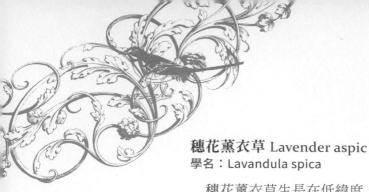

評論：
穗花薰衣草精油的香氣雖然溫和、提神，卻不如真正薰衣草濃厚，所以比較少拿來做香水，主要用途還是在醫療方面，能治療許多感染病症，有鎮痛、抗炎等的作用。

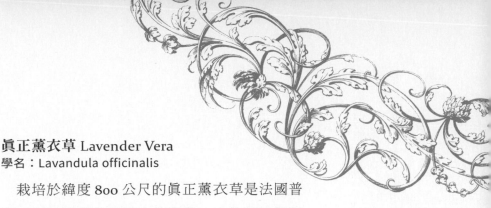

眞正薰衣草 Lavender Vera
學名：Lavandula officinalis

　　栽培於緯度 800 公尺的眞正薰衣草是法國普羅旺斯地區芳香植物中的珍寶，它的精油是所有家用藥品中不可或缺的成分，它富含酯，能鎮痛、重新平衡神經系統和抗炎，主要作用在皮膚。

燒燙傷且會留疤痕

藥用薰衣草	10
胡蘿蔔種籽	5
向日葵油	15ml

過度敏感者的焦慮、緊張

真正薰衣草	10
羅馬洋甘菊	3
橙花	1
向日葵油	20ml

晚上睡覺前，滴幾滴在胸口及足弓上按摩。

壓力、睡眠困擾

真正薰衣草	10
苦橙葉	5
天竺葵	3
向日葵油	20ml

滴幾滴在胸口及足弓上按摩。

評論：

真正薰衣草溫和細緻、令人熟悉的香味讓人馬上聯想到普羅旺斯的風景，尤其，蒸餾野生薰衣草可以取得更細膩的香氣，但是所需費用也會更加昂貴。

愈來愈稀有的真正薰衣草必須以手工在 1,300 到 1,800 公尺的乾燥高地採收，取得不易，因此，會以法國薰衣草、雜生薰衣草或是從東歐進口的薰衣草替代。

抽搐、心跳過速、橫膈膜緊閉造成的易痙攣性

真正薰衣草	5
苦橙葉	5
羅文莎葉	5
向日葵油	20ml

滴 1、2 滴在胸骨（胸口）及腹腔（胃窩）上按摩。

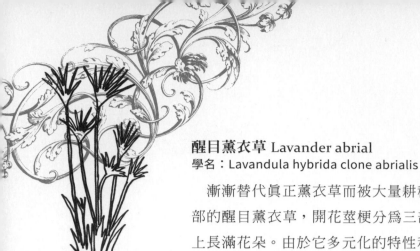

醒目薰衣草 Lavander abrial
學名：Lavandula hybrida clone abrialis

　　漸漸替代真正薰衣草而被大量耕種在法國南部的醒目薰衣草，開花莖梗分為三部分，莖梗上長滿花朵。由於它多元化的特性和使用上的便利，醒目薰衣草 clone abrialis 最常為芳香療法使用，它所含的單帖烯醇（沈香醇）、酯（乙酸芳樟酯）和酮（樟腦），讓它同時具有提神、放鬆肌肉、抗感染和抗炎的作用。

肌肉痙攣

醒目薰衣草	20
花梨木	10
迷迭香	10
向日葵油	30ml

滴幾滴在疼痛部位按摩直到肌肉放鬆為止。

評論：

由於它的香味類似真正薰衣草，縱使它的香氣不如後者精緻，醒目薰衣草經常用在香水、化妝用品（香皂等）的製造上。雜生薰衣草主要有三大種類（醒目 abrial、格羅索 grosso 和超級 super)，其中的格羅索雖然較常被種植，但是由於它的蒸餾過程太過工業化、品質較差，使得它在芳香治療上的療效不盡理想，超級薰衣草的香味和成分比較接近藥用薰衣草。

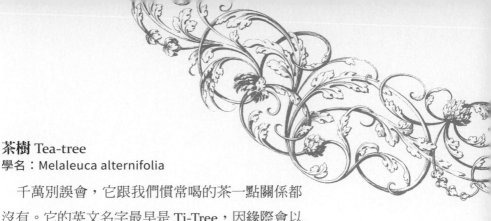

茶樹 Tea-tree
學名：Melaleuca alternifolia

　　千萬別誤會，它跟我們慣常喝的茶一點關係都沒有。它的英文名字最早是 Ti-Tree，因緣際會以訛傳訛拼成 Tea-Tree 反倒容易被誤會是紅茶、綠茶甚或花草茶。

　　想來最早使用茶樹來治療傷口及潰爛的皮膚的澳洲毛利人也會啼笑皆非，因為他們從來不知道什麼是烏龍茶。

　　第一次大戰後輾轉傳到歐洲，歐洲人才開始研究它，拿它來跟綠花白千層以及桃金孃做比較，發現它抗感染的功效顯著，在芳香療法的使用上，後來居上。

　　第二次大戰時，軍需藥品大量增加，醫療界對茶樹的研究更精進，發現它對化膿、殺菌有非常好的效果，拿來處理傷口。

　　五○年代開始，美國人對它發生莫大的興趣，發現它是葡萄球菌以及念珠菌的剋星；1980 年代開始，愛滋病蔓延迅速，研究人員對它抱更大的期望，希望能找出對抗愛滋的藥物，雖然它不能

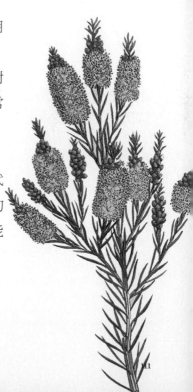

直接殺死 AIDS 病毒，不過它在免疫系統上的功能還是深受重視。

茶樹跟白千層屬植物幾乎是澳洲的特產，但茶樹拿來提煉精油的時間較晚，但它後來居上，在抗感染的效果上，更甚於其他。

它約 8 公尺高，一如其他白千層屬或桃金孃科植物，有細長的葉子、會開淡黃色的花，以及木質果實，樹皮一如會脫皮的蛇皮；喜歡生長在潮濕地帶，因此在澳洲新南威爾斯有大量有計劃的

配方應用

茶樹具有線狀的葉子和白色羽毛狀的穗狀花序，其精油所富含的 4-松油醇讓它有多重的抗感染功能；抗菌、抗病毒、抗寄生物、抗癬，很容易與其他精油搭配。

皮膚癬
醒目薰衣草	10
茶樹	10
天竺葵	10
向日葵油	30ml

早晚滴幾滴在皮膚癬上按摩。

重複感染的粉刺
角宿薰衣草	10
茶樹	5
月桂	5
向日葵油	20ml

滴 1、2 滴在粉刺上塗抹。

腳汗
一盆溫水滴 7、8 滴精油，泡腳早上起來滴幾滴在各個腳趾間，除臭、止腳汗。

陰部、肛門清潔
一盆水滴 10~15 滴，以坐浴的方式清潔陰部搔癢、氣味。

栽種。

　雖然是澳洲原生樹種，但台灣氣候也適宜植栽，進來台灣本土種植的茶樹萃取精油興起，成為清潔、衛生以及藥用皮膚乳膏喜歡用的原料，是繼薰衣草精油後，另一款可以直接用於皮膚上的精油。

　它最受看重的是卓越的抗感染能力，以及對免疫系統的作用。

向日葵油 Sunflower
學名：Helianthus annuus

　向日葵是大航海時代歐洲人從美洲帶回去的傳奇植物之一，原產於北美的向日葵帶回歐洲後由俄羅斯發揚光大，又從美國俄羅斯移民手中成為美國西南部的主要作物。

　大約 BC3000 年左右，美洲印地安人在現今的美國亞利桑那與新墨西哥州將向日葵馴化成單頭狀花序植物，種子包含黑、白、紅和黑白相間顏色，考古學家認為向日葵早於玉米被馴化。

　這種植物在印第安部落被廣泛使用於製作食

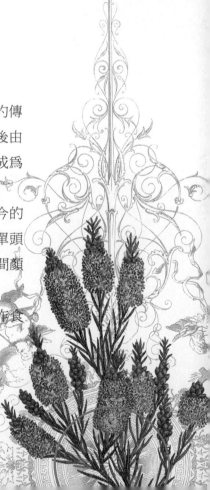

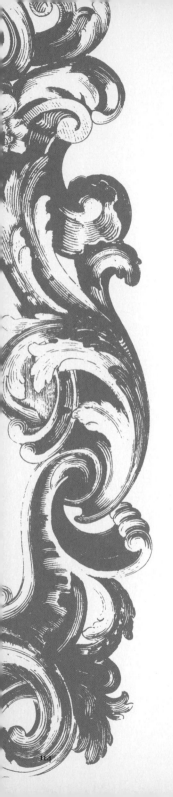

物麵包、燉飯、和蔬菜混合煮食，甚至萃取種子的油脂與把種子當作零食，與現代人無異。除了食物之外，用於紡織布染料，可以染成紫色、人體彩繪，種子油用於皮膚和保養頭髮上，乾燥的根莖當作建築材料，花朵和種子是祭典儀式的貢品。

16 世紀被西班牙探險家帶回到歐洲之後，主要做為觀賞植物，並研究成為藥用植物的可能性，直到 1716 年英國專利局才核可葵花子油萃取的技術權利。但向日葵油成為受歡迎的植物卻要歸功於俄羅斯彼得大帝在 1769 年批准向日葵的栽植，到 1830 年時已成為大規模商業生產的作物，那當時東正教的四旬節禁止多項油品在這段期間使用，這款油卻不在禁止範圍內。至 19 世紀初，俄羅斯農用種植超過 200 萬畝以上的向日葵。

直到 19 世紀末美國俄羅斯移民又將向日葵帶回美洲成為主要作物，1880 年的種子目錄最有名的是「猛獁俄羅斯」（Mammoth Russian），先是作為動物的飼料，直到 1926 年密蘇里州的向日葵種植區才開始以煉製種子油為主要生產。美洲

的向日葵種子種植擴散到加拿大，1964 年加拿大的俄羅斯品種 Peredovik 可以生產含油量高且產量高的種子油，這時期美洲的向日葵油成為世界生產主要地區。

1970 年代的健康風潮，歐洲人受到動物油脂膽固醇含量對健康影響的說法急需大量植物油，向日葵美洲品種又傳到歐洲，此時也是芳香療法的基底油針對蔬菜油研發，不斷擴增品項的開始。

基底油運用向日葵油較其他果仁油為晚，這款油比較被稱道的是不飽和脂肪酸與維他命 E 的含量豐富之外，尚有維他命 A，以及被稱頌的是針對座瘡、濕疹、炎症的效用，保濕效果和清透性都不錯，因此，對脫皮、過敏脫水皮膚都較為溫和。

氣味—無味，輕柔明亮感。
吸收—延展性佳，保濕功能尚可，可做全身按摩。
皮膚類型—中性與乾性皮膚，脫皮、紅腫。
保存期限—一般。

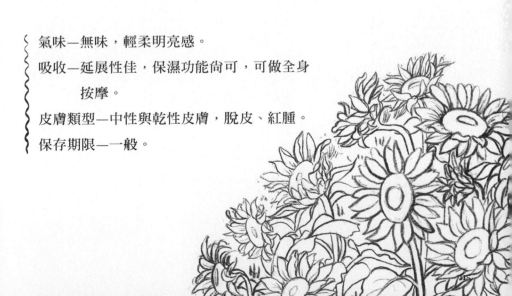

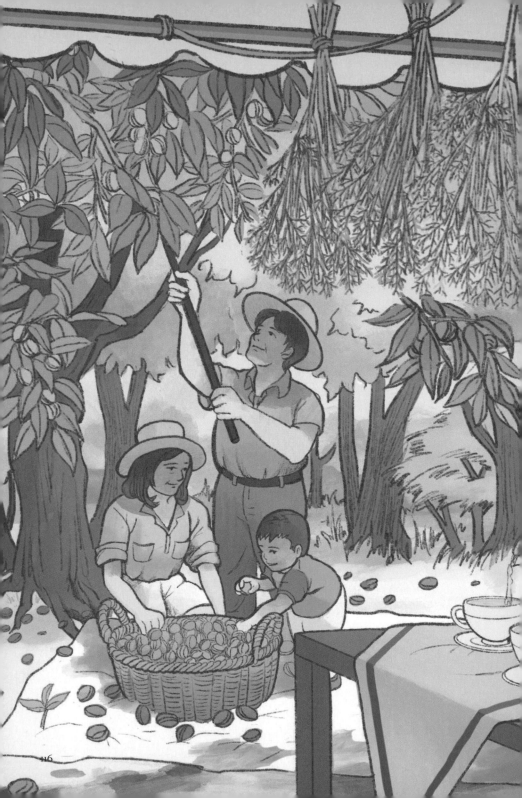

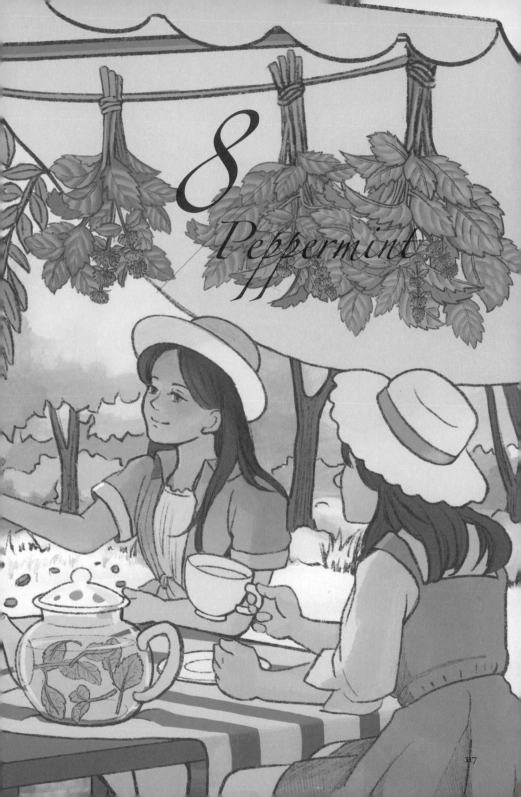

8
Peppermint

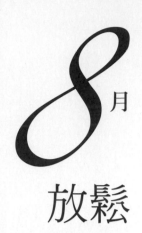

8月

放鬆
Peppermint
薄荷

學名———

薄荷屬 Mentha piperita

瘋子、情人和詩人都是想像力的產兒。
《仲夏夜之夢》莎士比亞

夏夜晚風，夢的起點
投身瀑布深潭，清涼一下
櫻花鉤吻鮭在山澗，苦花在尋常溪底
小狗在營地追逐，枝頭有蟬也有麻雀跳耀
仲夏就是個戶外的季節，追逐
懶洋洋，一本小說，一杯薄荷飲，無數的瞌睡
放假吧！讓貓兒隨意發懶

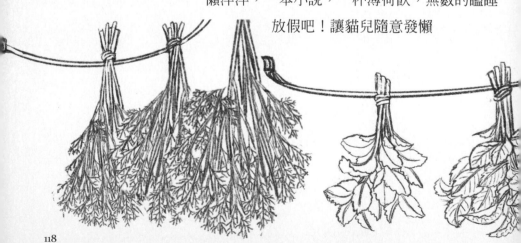

休閒度假與寵物

八月是島嶼一年中最熱的月分，因為熱陽已經烘烤一個月，暑氣累積到極點，人也被曬得沒有什麼力氣，但這是個熱帶島嶼，最不該去的就是海邊，無遮蔭的地方，因為曬傷是可能的。島嶼夏季度假就該去山裡，山林大樹才是避暑的好去處。

夏日假期也適合做一些料理，尤其是跟香料有關的食物，一來冷飲多造成腸胃偏冷，來一些溫暖的香料膳食中和，新鮮有有趣，例如，學習地中海料理、夏季花果茶，此時，無論是新鮮薄荷或是乾燥的薄荷香料，甚至是薄荷氣泡水都很適合。

另外，假期帶著寵物出門，尤其是貓與狗在離開熟悉的室內，接觸外界帶來的不安、煩躁也可以用適合的精油薰香來安撫他們，更別說因為在郊外遊玩引起的蚊蟲咬傷，清潔護理都可以用精油。要特別注意的是貓，但貓會自己舔毛清潔比較不用擔心，狗在夏日的清潔倒是

要更加仔細，因為他們總是會弄得髒兮兮，發出臭味。因此，雖然有人研究讓貓使用精油，但還是別讓貓咪碰觸到精油為好，避免貓在舔毛時中毒。但是在戶外傳染小寄生蟲的狗，會建議用茶樹精油清潔。

小孩過暑假，就算不能放連續假期，也還是希望能多抽出時間到郊外，這個月跑來跑去的時間更多一點，環海的島嶼國家提早兩個鐘頭下班，就能到夕陽西下的海邊玩個一小時，開車到郊外餐廳用餐捕捉螢火蟲，總之，找一些理由離開固定的生活作息空間，趁機喘息。

薄荷

他連拐帶騙，將農業女神的女兒帕爾賽芬帶回地府當冥后，春神帕爾賽芬青春洋溢、美麗非凡，不過吃了冥王布魯托的三顆石榴，成了地府的王后，從此見不著親愛的母親、回不到風光明媚的大地，所幸母親不屈不撓，才讓她有半年的時間可以回到地面，讓大地欣欣向榮。

風流成性的冥王布魯托
又愛上了小精靈敏絲 (Minth)，
雖然冥后是被騙到地府，對冥王愛上小精靈還是
怒不可抑，一日撞見冥王抱著敏絲，一氣之下將
敏絲踩死，心生內疚的冥王不忍敏絲從此香消玉
殞，將她變成匍匐在地的薄荷 (mint)。

　　希臘羅馬神話中的冥王真是女神的殺手，對心
儀的女人從不手軟，而早期的羅馬人，不但有美
麗的神話，對香草植物也不陌生，在筵席戴薄荷
花冠來解毒、歐洲人也很早就將它拿來製作香水。

　　埃及人拿薄荷當成獻給何魯斯神的供品，
十七世紀末發行的英國醫書中，則可以看到密
密麻麻的薄荷食用、萃取方法，在健胃整腸、
補身，讓心臟或腦袋清醒的記錄，處處可見——
拿薄荷來讓冥王醒醒腦，倒是不錯的建議。

　　後代植物學家研究，敏絲變成的薄荷應該是歐
薄荷 (Peppermint)，也是拿來萃取精油的三、四
種薄荷之一。薄荷精油氣味濃郁，有人覺得它清
爽、辛辣，有人則形容為刺激、灼熱。無論如何，
可以冷卻過熱的腦，讓人清新如置身綠草地中。

精油應用

　　薄荷成分的保養用品在生活中相當常見，大部分做成膏狀、乳液或是薄荷精油棒，可以應付臨時而來的頭暈、頭痛、感冒不適和蚊蟲叮咬。尤其，面對被瞬間挑起的情緒，發脾氣的人很難克制自己，容易口不擇言，甚至動手動腳，利用薄荷精油的侵入性、冷卻特質，也可以退散怒氣和昏沉。

　　薄荷植物雖然多，但能用來萃取精油的薄荷大約三種，市面上較高品級是以綠薄荷和水薄荷雜交的胡椒薄荷最佳，中文通常會翻成辣薄荷或歐薄荷。

　　由於的用途廣泛，醫療、香料、化妝品工業等龐大的利用價值，現今已被大量栽培種植，富含的單帖烯醇（薄荷醇）和酮（薄荷酮）具有鎮痛、提神的作用。

　　薄荷精油的氣味濃郁強烈，依個人感受的不同，可能會帶來清爽、辛辣或是灼熱的感覺，不論如何，它的氣味確實能提神、令人清醒，但也很快令人覺得太過侵入性。與其他精油調配過後，比例相對微量（在 5%~10%）的薄荷能活化其他精油，而比例太重，其他的精油則無法發揮它們的優點。

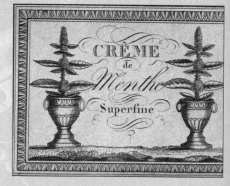

配方

非經常性的頭痛，並且能理解頭痛的原因，可以使用以下配方。

應用 1

天氣突然變熱，忽冷忽熱的前額痛

薄荷	2
真正薰衣草	4
冬青	2

應用 2

乘車時半昏半睡的不舒適狀態

滴 1、2 滴在前額疼痛部位上按摩
以堅果類基底油，像榛果油或澳洲堅果油
調配，滴幾滴在前額按摩，揉勻。

　有兩種容易成為經常性的頭痛，習慣之後會突然地痛起來，一般都屬於神經痛，或稱作三叉神經痛，多半時候是原因不明，但好發於中年婦女。

　在按摩上特別提出神經系統症狀的四肢麻痺，或是太疲累引起的腳底疼痛、小腿無力肌肉酸痛，都可以緩解。

應用 1

偏頭痛，太陽穴疼痛

薄荷	2
薰衣草	4
羅勒	2

應用 2

神經痛

同樣以堅果類基底油調配，在耳後、太陽穴、下頜、腳底、四肢油末端往上按摩。薄荷立即性的刺激能緩和刺激性的疼痛。

薄荷	3
羅馬洋甘菊	3
迷迭香	3

針對消化系統的問題，薄荷也是經常使用的配方，脹氣、胃痙攣、消化不良，或是肝的問題、嘔吐、抽筋以及情緒上的疲累。

應用配方

止胃痙癵性疼痛：薄荷、茴香、芫荽

袪胃脹氣和消化不良：薄荷、羅勒、荳蔻

促進膽汁分泌：薄荷、藏茴香（caraway）

開胃、促進食慾、分泌唾液：薄荷、羅勒、甜橙、薑

輕瀉劑、促進排便：薄荷、黑胡椒、馬鬱蘭、迷迭香

腹部絞痛：薄荷、迷迭香、茴香

胃脹氣的絞痛：薄荷、橘子、肉荳蔻

胃灼熱：薄荷、馬鬱蘭、羅馬洋甘菊

消化不良：薄荷、馬鬱蘭、肉桂

嘔吐：薄荷、薑、肉荳蔻

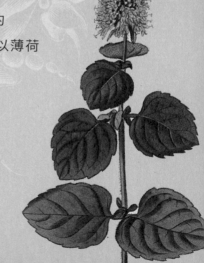

在腹部上方局部熱敷和背部下方至尾椎上方之間按摩，基底油與精油比例，大約以 10ml 的基底油共 7~8 滴的比例調配，以薄荷為主或平均分配。

薄荷在呼吸道的症狀上，以強烈刺激的氣味特性，並且有冷卻抑制發燒的功能以及在抑制細菌性、防止黏膜發炎為主像是發燒、流感或是因感冒引起的頭痛和偏頭痛都適用。

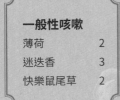

一般性咳嗽
薄荷	2
迷迭香	3
快樂鼠尾草	2

乾咳
薄荷	2
檀香	2
大茴香	2

流行性感冒
薄荷	2
薑	3
迷迭香	2

喉嚨痛
薄荷	3
松	3
安息香	2

順暢呼吸道以薰香、背部按摩和胸腔熱敷（按摩）處理，薰香以7、8滴蒸氣薰香機效果佳，熱敷用熱水、毛巾使用，狀況較嚴重輔以按摩運用，按摩比例按照上面的配方增減，以舒適為佳。

在精神上的症狀使用，一般以薰香為主或是以薄荷為主要成的精油棒擦在鼻翼、人中、額頭或腦後、手腕試試，像是歇斯底里、記憶力變差、神經衰弱尤其是缺乏清明感和失去理智最為有用。

薄荷在腸胃道的使用上，經常與香料類精油調配運用，而且夏季貪涼，多喝冷飲，對腸胃身體的隱形作用很深，也適宜用較溫暖、熱性的香料類精油來調和，介紹幾款適合的香料類精油搭配運用。

　　香料類精油的原料通常也是很好的香料食材，有些家庭甚至是經常或餐餐使用，在一些料理上的提味效果，不可或缺。

薄荷精油使用上需注意：

1.一定要與其他精油調配使用，比例相對微量的薄荷 (5 或 10 %)能活化其他精油，但是如果比例太重，其他的精油則無法發揮它們的優點。

2.不能單獨泡澡（其實建議完全不要拿來泡澡，刺激性太強，會有過冷的現象發生)或單獨擦拭全身。

3.晚上忌用，以免失眠。

4.不可在順勢療法時使用。

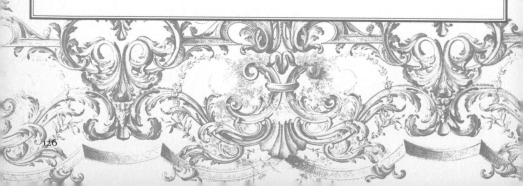

黑胡椒 Blackpepper
學名：胡椒屬 Piper nigrum

　　胡椒可能是人類最早開始使用的香料之一，
公元 4000 年前的印度典籍中就可以找到使用記
錄，它的拉丁學名正是「印度香料」之意。

　　原生於南亞的植物大部分都有驅寒的熱性效
果，胡椒更是箇中翹楚，它所含的椒質素是發
熱劑重要的成分，對擴張微血管超乎想像。

　　除了溫熱，它的乾燥特質也很明顯，自印度、
古埃及至今，都被用做是驅風寒、消脹氣，以
及對付流感的重要植物。

　　羅馬人和中國人不約而同地拿它當作廚房裡
的調味料，到今日黑胡椒仍是餐廳裡最常見的
香料之一。蒸餾萃取出的精油，少了食用時的
辛辣刺激，更多了溫和暖調的個性，最適合在

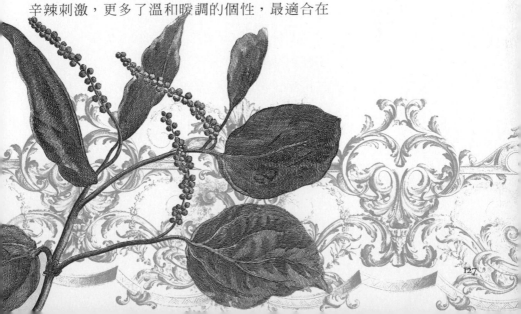

127

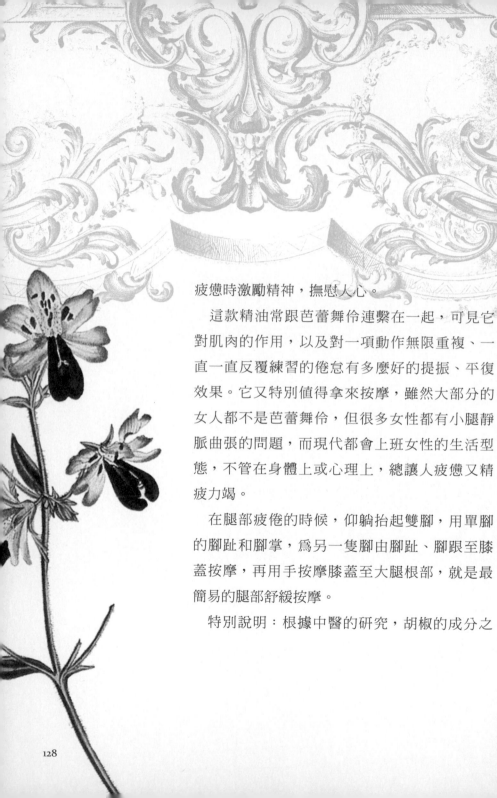

疲憊時激勵精神，撫慰人心。

　　這款精油常跟芭蕾舞伶連繫在一起，可見它對肌肉的作用，以及對一項動作無限重複、一直一直反覆練習的倦怠有多麼好的提振、平復效果。它又特別值得拿來按摩，雖然大部分的女人都不是芭蕾舞伶，但很多女性都有小腿靜脈曲張的問題，而現代都會上班女性的生活型態，不管在身體上或心理上，總讓人疲憊又精疲力竭。

　　在腿部疲倦的時候，仰躺抬起雙腳，用單腳的腳趾和腳掌，為另一隻腳由腳趾、腳跟至膝蓋按摩，再用手按摩膝蓋至大腿根部，就是最簡易的腿部舒緩按摩。

　　特別說明：根據中醫的研究，胡椒的成分之

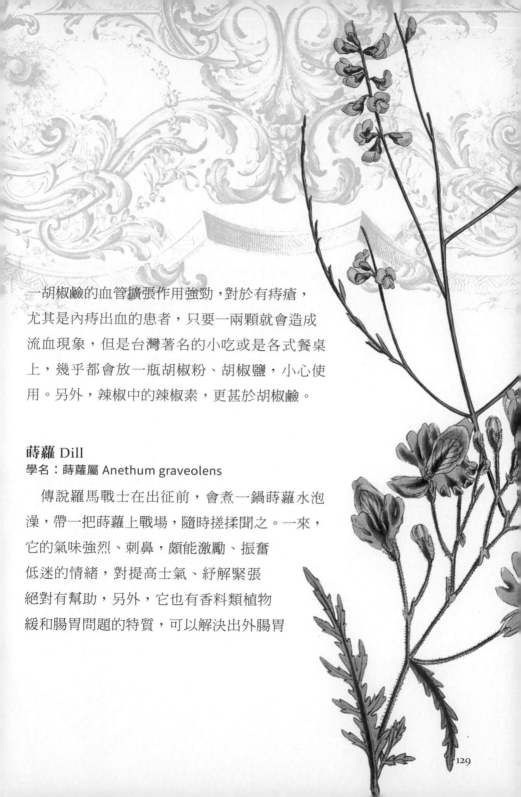

一胡椒鹼的血管擴張作用強勁，對於有痔瘡，尤其是內痔出血的患者，只要一兩顆就會造成流血現象，但是台灣著名的小吃或是各式餐桌上，幾乎都會放一瓶胡椒粉、胡椒鹽，小心使用。另外，辣椒中的辣椒素，更甚於胡椒鹼。

蒔蘿 Dill
學名：蒔蘿屬 Anethum graveolens

傳說羅馬戰士在出征前，會煮一鍋蒔蘿水泡澡，帶一把蒔蘿上戰場，隨時搓揉聞之。一來，它的氣味強烈、刺鼻，頗能激勵、振奮低迷的情緒，對提高士氣、紓解緊張絕對有幫助，另外，它也有香料類植物緩和腸胃問題的特質，可以解決出外腸胃

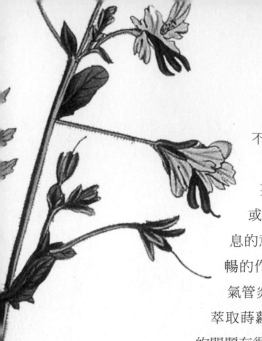

不適的緊急狀況。

蒔蘿除了解決胃脹氣、打嗝之外，英文名字 dill 來自薩克遜語的 dylla 或 dylle，有暫停、變得平靜或稍微歇息的意思，可以看出它對呼吸急促、不順暢的作用。新近研究證明，它對於平緩支氣管炎，功效不錯。

萃取蒔蘿精油以蒸餾種籽為主，對於痙攣性的問題有很好的作用，包括腸胃道、呼吸器官、肌肉以及神經，在這幾個系統中忽然的急性收縮，會帶來急迫性的痛苦，尤其是呼吸或腸胃道的即興痙攣，甚至有致命之虞。

胃脹氣、胃痙攣，呼吸道痙攣的急迫性，呼吸困難、喘不過氣，甚至停止呼吸，這些看似能夠自動舒緩的一種症狀，因為急性痙攣帶來致命的後果。

蒔蘿對於痙攣有很好的作用，幫助同一時間生冷不忌、亂吃一通時

造成腹絞痛緩和症狀，或是吃冰不
慎造成的急速收縮與疼痛。咳嗽和
打嗝時暫時停止呼吸，用蒔蘿精油
按摩腹部、熱敷呼吸道，緩和並解決症狀。

　　這款精油也有促進乳汁的效果，是一款很好
的催乳素，哺乳時期的媽媽，可以試試，並且
因為蒔蘿有消除胃脹氣、保養胃功能的效果，
使用母乳的嬰兒透過母親也可以增進腸胃功能，
是一種對母子都有益的植物。

　　蒔蘿也是一種很好的季節性蔬菜以及香料，
在傳統菜市場裡可以見到它的蹤影，很容易被
誤認為茴香 (fennel) 或有小茴香之稱的孜然
(cumin) 等，其他同屬繖形科的植物，我曾試
著拿來當水餃的餡料，有著不輸茴香濃郁的氣
味。

　　大部分的香料類植物都在冬、春季節成
熟食用，蒔蘿是夏季就可摘採的蔬菜。除
此，我想介紹蒔蘿浸泡油，以橄欖油或其
他蔬菜油為基底，醃漬蔬菜像是根莖類、
紅椒、青椒、番茄，加一些蒔蘿可以增

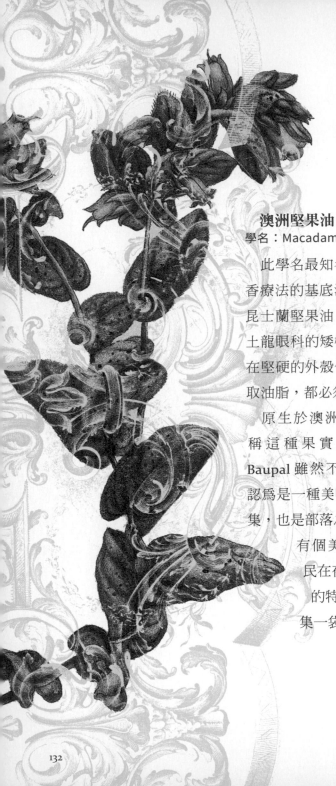

進香氣，它的防腐功能
也得以保存更久。

澳洲堅果油 Macadamia Seed Oil
學名：Macadamia integrifolia

此學名最知名的有夏威夷豆，用在芳
香療法的基底油上的以夏威夷堅果油、
昆士蘭堅果油、澳洲堅果油為著名，是
土龍眼科的矮樹種，開小串紅花，種子
在堅硬的外殼包覆下，不論是食用或萃
取油脂，都必須敲開外殼。

原生於澳洲昆士蘭的堅果，原住民
稱這種果實為 Boombera 或 Jindill &
Baupal 雖然不被當作主食，但它們被
認為是一種美味佳餚，為人所珍藏和收
集，也是部落之間交易的商品。

有個美麗的傳說是，澳洲原住
民在夜間慶典儀式 corroborees
的特殊禮物，原住民婦女會採
集一袋堅果用珍貴的袋子（dilly

bags）帶到慶典場所，以有特殊壓痕的石頭敲
碎並去除外殼，這種技術包括將扁平的鋸齒狀
石頭放在螺母上，然後用更大的石頭敲擊它，
以均勻的力道並盡量減少對果實的損害。

　　直到 1950 年代，澳洲堅果樹才引起了歐洲植
物學家布里斯班植物園園長華特・希爾（Walter
Hill）和兼具醫生、地理學家以及植物學家的穆
勒（Ferdinand Von Meuller）注意，當時他們
被昆士蘭雨林中發現的雄偉樹叢所震撼。

　　但當時發現了兩種澳洲堅果有所不同，分
別是 Macadamia integrifolia（光滑果皮）和
Macadamia tetraphylla（粗糙果皮），雖然兩者
都可以食用，但氣味不同，後者更為濃郁一些。
以 Macadamia 來命名是為了紀念當時傑出的科
學家蘇格蘭的馬克亞當（Dr John McAdam）。
但澳洲大規模栽植這種作物，是一位稱作諾曼・
葛伯（Norm Gerber）的果農嫁接成功，才成為
經濟作物。

　　澳洲堅果樹生長緩慢，可達 12 到 15 公尺，有
深綠色有光澤的大片橢圓形樹葉，花朵細緻、

長串花序，有白色與淡紅色，每一串約 45 朵小花，結 10 個果實左右，是爲我們所看到的帶殼堅果。

因爲果仁被非常堅硬的外殼包覆，外面還有一層綠色的纖維質果皮，這種植物生長的狀態是花朵、果蕾，和成熟的果實同時的存在和生長。果實在每年三月到九月之間會成熟掉落到地上，以收割機收集起來。

植物油特質

堅果油最爲人所稱道的是富含棕櫚油酸帶來的親膚性，以及保濕特質，適合熟齡、老化肌膚使用。

在芳香療法的運用上，有幾個特質適合用作按摩油，油脂接近人類天然皮脂、低過敏性。

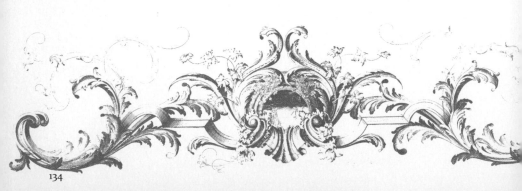

從成分上來看以下幾個的特質：

1. 角鯊烯（Squalene）：這原是人體可以自行合成的化合物，是合成膽固醇的前驅物，在人體皮脂中佔13%，可以防止皮膚氧化、減緩紫外線照射的傷害。但市售的保養品指稱含有角鯊烯，卻可能是角鯊烷（Squalane），因為角鯊烷可以讓物質保存較久。

2. 含有omega 6亞油酸，平衡油性皮膚的皮脂生成，但是這種成分容易造成發炎現象。

3. 含有ω-7或棕櫚油酸，有利於割傷、燒傷等傷口癒合。

氣味：溫暖的堅果味
吸收：普通
皮膚類型：乾燥，粗糙型皮膚
保存期限：一年

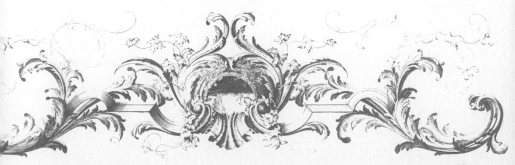

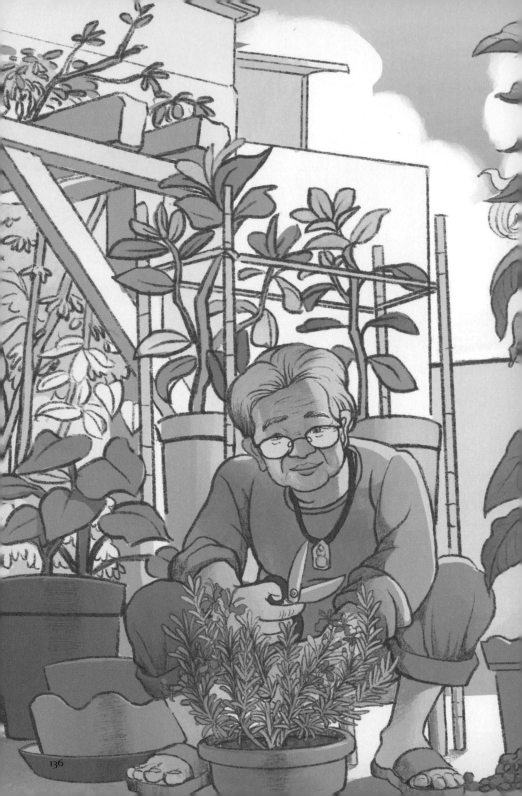

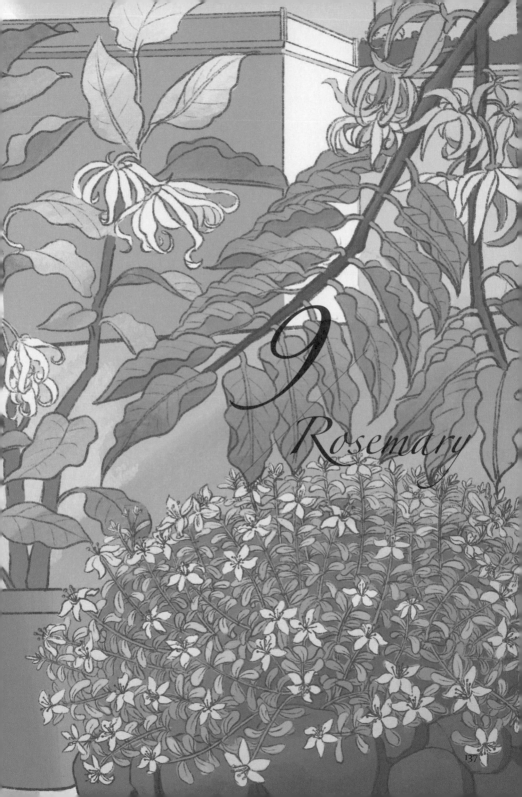

9

Rosemary

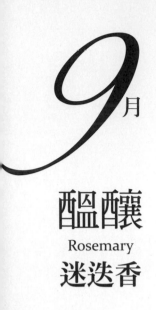

9月

醞釀
Rosemary
迷迭香

學名————

迷迭香屬 rosmarinus officeinalis

如長矛般的葉子，綠色但下面是銀色
它的花－原來是白色－
轉成藍
記憶的藥草
仿製成瑪麗的藍袍
不是傳說
《迷迭香》by
馬利安　摩爾（Marianne Moore 1887~1972）

終於，看見第一道陰影
陽光不再熱力四射，緩和
雖然熱度不減，但消散也快
秋天來了，開學了，另一個開始
此時，成長的繼續成長，結果
邁向成熟就是體會老化
枝頭的果實，還沒催熟，已讓枝幹變色
等待豐收的過程，醞釀
好好準備一個可用的容器，等待

學習與老化為伴

　　來到九月，是另一個開始，等待秋收不忘植栽，隨著季節的意義緩慢下來。秋的隱喻應該就是人生的反轉期，逐漸要往下走，雖然還是站在高峰，但已經意識到要為另一個時期做準備了，注意力不那麼集中，記憶力不怎麼明晰，要學習接受就要先放過自己，讓外力來幫助自己，維他命、運動，持續的練習專注力，別讓精神渙散，能量瞬間消耗，不再充沛。

　　所謂秋眠，指人體的基礎代謝率下降減低，排除二氧化碳的能力變緩慢，自然會感到昏昏欲睡、注意力不集中，幫助新陳代謝與多吸收維他命 B 群是重要的課題，精油按摩、多運動排汗是幫助新陳代謝的方法，基礎油的堅果油類多半都含有維他命 B，尤其是甜杏仁油、月見草油。當然最重要的還是每天的飲食，海鮮中的蛤蠣、牡蠣都富含菸鹼酸、B12。豆類、堅

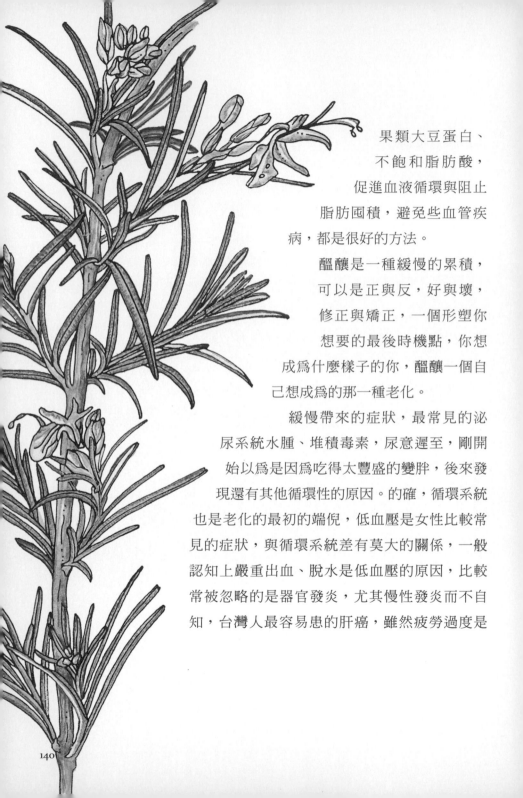

果類大豆蛋白、不飽和脂肪酸，促進血液循環與阻止脂肪囤積，避免些血管疾病，都是很好的方法。

醞釀是一種緩慢的累積，可以是正與反，好與壞，修正與矯正，一個形塑你想要的最後時機點，你想成為什麼樣子的你，醞釀一個自己想成為的那一種老化。

緩慢帶來的症狀，最常見的泌尿系統水腫、堆積毒素，尿意遲至，剛開始以為是因為吃得太豐盛的變胖，後來發現還有其他循環性的原因。的確，循環系統也是老化的最初的端倪，低血壓是女性比較常見的症狀，與循環系統差有莫大的關係，一般認知上嚴重出血、脫水是低血壓的原因，比較常被忽略的是器官發炎，尤其慢性發炎而不自知，台灣人最容易患的肝癌，雖然疲勞過度是

很大的原因，但排毒功能降低、器官運作不好
增加負擔，更是隱憂。

　　這些身體上的變化最能感悟到人生的反轉點，
就像秋天開始早晚溫差大，總是在黎明時分被
突然的寒意冷醒，起來蓋被子。防微杜漸也是
儲藏、保存過冬的時機。

迷迭香

　　「迷迭香是為了回憶，在我們的
日與夜之間。」──英國古諺

　　在歐洲的每一座花園幾乎都能
看見迷迭香的蹤影，這株唇形科植
物，也是除了薰衣草之外最為人鍾
愛的藥草植物，由於可以入菜，甚
至比薰衣草更容易使用。

　　在西方民歌、諺語，甚至莎士比
亞的劇作中，都有迷迭香幫助回憶
的說法，《哈姆雷特》成為最痛苦
的王子代表性人物，就是因為回憶

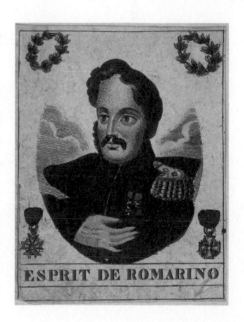

ESPRIT DE ROMARINO

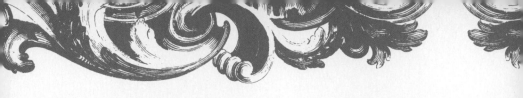

揮之不去、纏繞不放，才說出迷迭香是為了刻骨銘心的回憶。這與迷迭香有活化腦細胞的功能有關。

這是最早被使用的藥草植物之一，醫學之父希波克拉底就提倡使用新鮮或曬乾的迷迭香當作烹調香料，他說：「煮蔬菜時應該去菜園裡採一把迷迭香加入鍋中。」因此，直到現在的西式沙拉中，都能經常聞到迷迭香的清新氣息。

延續醫藥之父的傳統，歐洲的醫生藥師都不敢忽略迷迭香的效用，薩克森的藥典、邦克斯的藥草誌、貝肯氏藥草集，以及大名鼎鼎的卡爾培波都對他讚譽有加，有些詳述其在病房及病人上的功效，有些則強調它可以治肝病和預防胃潰瘍，不妨在烹調食物時添加。現代英國人還另外發現，迷迭香茶很適合在大魚大肉之後飲用。

在祭祀或宗教儀式上，迷迭香也有重要地位。希臘人焚燒它以敬神，羅馬人將之用於宗教儀式上，古埃及人的墓地以及木乃伊的棺木中，

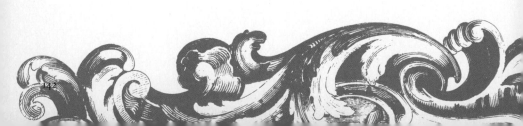

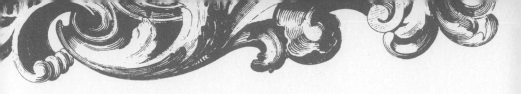

都有它的蹤影。黑暗時代的歐洲，以迷迭香來潔淨病房、並作爲瘟疫流行過後的殺菌劑。

匈牙利皇后伊麗莎白的青春祕密，最重要的就是每天早晨先用迷迭香浸泡水洗臉，護膚乳液也都含了以迷迭香葉跟花苞萃取的精油。除了皇后的美容配方，皇帝的古龍水也少不了迷迭香成分，查理曼大帝就規定每一座皇宮花園都要栽植迷迭香。現在你該知道，爲什麼歐洲的花園都能找到它的蹤影。

迷迭香可以分爲含馬鞭草酮和不含此成分的兩種。最爲芳療師重視的，是對中樞神經的作用，包括恢復知覺、對記憶力、對聽覺、視覺的問題以及四肢麻痺恢復活力，都值得一試。

迷迭香對於泌尿系統與消化系的緩慢、遲滯、阻塞也有很好的作用。

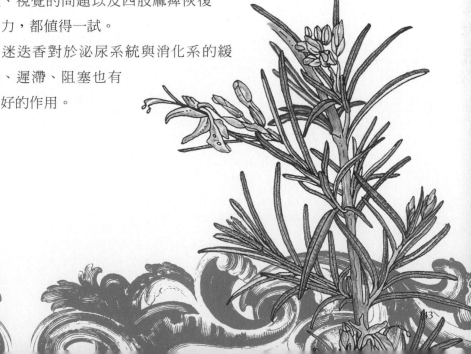

精油應用

　　迷迭香是一種半灌木，主要生產在地中海地區。依其生長環境不同，所生產的精油生化成分也不同，源自北非的迷迭香精油含有最豐富的氧化物桉樹腦、酮（樟腦）和單帖烯。迷迭香精油常使用在皮膚外用上，它能有效刺激血液及呼吸循環、幫助肌肉復甦、鎮痛。

　　迷迭香精油依產地不同（蔚藍海岸、科西嘉、摩洛哥、突尼西亞）所具備的特性、效能也不盡相同，所以在使用前最好先確認其生化特性。大量生產於摩洛哥和突尼西亞生化特性桉樹腦迷迭香精油最普遍也最便宜，它新鮮、略帶樟腦味的松油香聞起來十分怡人醒腦。

應用 1	平衡神經系統的，提振精神或平撫神經痛，可以用泡澡或按摩全身，試著用以下配方。恢復力氣、舒緩神經痛引起的全身不適症狀。	迷迭香	4
		羅馬洋甘菊	4
		薰衣草	3
		聖約翰草油	5ml
		澳洲堅果油	15ml

應用 2	消化道的問題，迷迭香最大的功用是淨化肝臟或排除充血，或是用作輕瀉劑，促進排便。在腹部上方局部熱敷、按摩，或背部下方至尾椎之間熱敷、按摩。	**淨化肝臟、排除充血**	
		迷迭香	4
		黑胡椒	2
		檸檬	2
		萊姆	2
		甜杏仁油	20ml
		輕瀉劑、促進排便	
		迷迭香	3
		馬鬱蘭	1
		茴香	1
		橄欖油	10ml

前面提及，關於緩慢、沈積，身體機能降低的問題，泌尿系統會最先出現徵兆，迷迭香可以調配利尿劑、針對膀胱炎、水腫、堆積毒素、尿液遲滯作用，可說能夠針對泌尿系統全方位的使用，腰部、髖骨部位按摩，或用熱敷或臀浴。

使用方法以及配方
以 20ml 基礎油為底按摩，若以臀浴使用精油量為 6-8 滴
利尿劑（幫助排尿）：5 迷迭香、3 茴香、2 歐芹
膀胱炎：5 迷迭香、3 檀香、2 安息香
水腫：5 迷迭香、3 杜松子、2 芹菜
毒素堆積：4 迷迭香、3 茴香、3 胡蘿蔔種籽
尿液遲滯：4 迷迭香、2 黑胡椒、2 茴香、2 荳蔻

在循環系統上，比較值得關注的是迷迭香對於低血壓的作用，讓血壓保持穩定性與在標準值內，是現代人重要的課題，而低血壓的問題又是很多女性的困擾，不時頭暈、不小心暈倒引發的傷害，特別讓人緊張，因為總是原因不明。

以熱敷心臟周圍和上背部，按摩脊椎，或者一週泡澡一兩次。

泡澡或熱敷以 10 滴精油左右的劑量，按摩以 20ml 基底油為基礎。

讓低血壓恢復正常，試試下面兩個配方

迷迭香	4
黑胡椒	4
樟樹	2

迷迭香	5
樟樹	3
百里香	2

循環系統差

迷迭香	5
大茴香	3
薑	2

心臟衰弱有兩個配方

迷迭香	4
依蘭依蘭	3
香蜂草	2

迷迭香	4
橙花	3
香蜂草	3

刺激腎上腺素

迷迭香	4
天竺葵	3
快樂鼠尾草	2
松	1

依蘭依蘭 Ylang Ylang
學名：康納加屬 Cananga odorata

依照印尼傳統，新婚夫婦的床上會鋪滿盛開
的依蘭依蘭，它的香氣馥郁溫暖，能讓新人舒
緩放鬆，順利度過新婚之夜。

這來自熱帶地區的催情花，原產於
太平洋上的熱帶海島，有花中之花的稱
號，另一個名字是「香水樹」。它經由
印尼，被帶到印度洋上的留尼旺島、馬達
加斯加，卻開得比原生地更為濃艷，在
熱帶海風中，它卵形的樹葉下垂搖曳，
可萃取精油的花朵由綠色逐漸轉黃，香
味濃郁撲鼻，而且愈是雨季，開得愈是燦
爛。

市面上所供應的依蘭依蘭，依照蒸餾過
程分為超級、一、二、三等不同等級，另
有不分級的完全精油。其中超級 (Extra)
依蘭依蘭精油香氣最濃、價格也最貴，但
與其他花瓣類精油如茉莉、玫瑰等相比，
仍算便宜。

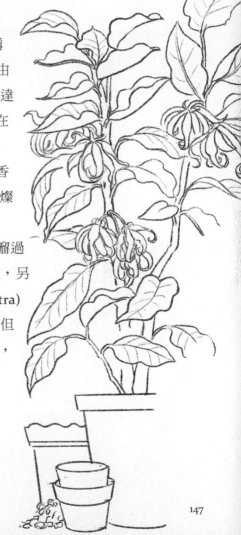

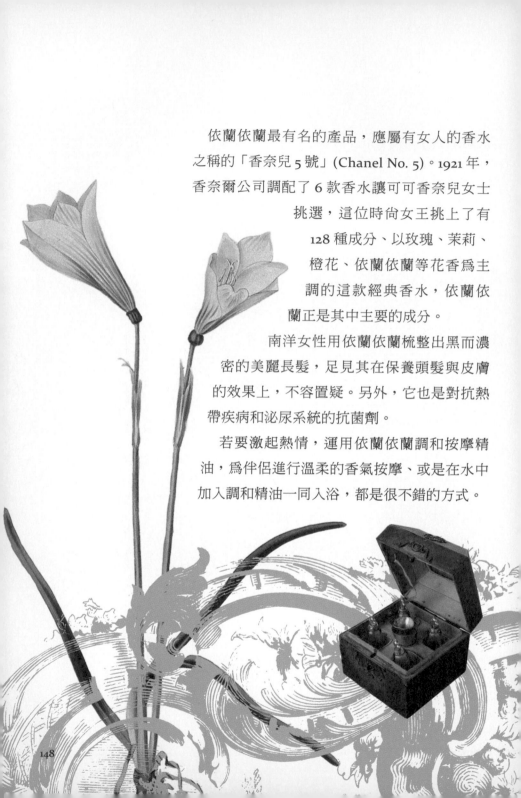

依蘭依蘭最有名的產品，應屬有女人的香水之稱的「香奈兒5號」(Chanel No. 5)。1921年，香奈爾公司調配了6款香水讓可可香奈兒女士挑選，這位時尚女王挑上了有128種成分、以玫瑰、茉莉、橙花、依蘭依蘭等花香為主調的這款經典香水，依蘭依蘭正是其中主要的成分。

南洋女性用依蘭依蘭梳整出黑而濃密的美麗長髮，足見其在保養頭髮與皮膚的效果上，不容置疑。另外，它也是對抗熱帶疾病和泌尿系統的抗菌劑。

若要激起熱情，運用依蘭依蘭調和按摩精油，為伴侶進行溫柔的香氣按摩、或是在水中加入調和精油一同入浴，都是很不錯的方式。

應用 1	在放鬆按摩上，用中性木質調的花梨木平衡依蘭依蘭的女性氣質，並加檀香，成為一款深具異國色彩的情慾精油。	依蘭依蘭	6
		花梨木	2
		檀香	2
		甜杏仁	15ml
		玫瑰籽油	5ml

應用 2	同樣以按摩方式使用，這個配方更強調溫暖的特質，撫平日常的倦怠，引出心底的歡愉。	依蘭依蘭	6
		甜橙	3
		薑	2
		甜杏仁油	15ml
		玫瑰籽油	5ml

應用 3	與迷迭香調配的配方中，用以護髮，或讓身體恢復精力，保持彈性，可以參考以下兩款。 護髮，洗髮前 1、2 小時滴幾滴在頭上按摩。	依蘭依蘭	5
		迷迭香	10
		刺柏	5
		荷荷芭油	20ml

應用 4	身體修護 (活化)，保養乾燥、無活力的皮膚，早晚滴幾滴按摩全身。	迷迭香	10
		依蘭依蘭	5
		天竺葵	10
		榛果油	10ml
		甜杏仁油	10ml
		月見草油	10ml

聖約翰草油 St. Johns wort
學名：hypericum perforatum

它是知名的抗憂鬱藥草，另一個名字是金絲桃。

聖約翰草的名字來自德國，因爲在聖經中施洗者約翰的誕生日前後開出黃色的花朵，又含有紅色的汁液，中古時代人們視其爲聖約翰之血，並認爲它有醫療和驅魔的功效。德國留下上百篇使用聖約翰草治療抑鬱病症的文獻，現在它仍是歐洲 地區最常使用的藥草之一，美加地區則視其爲抗憂鬱的處方藥物。

在中國，它的名字有千層樓、上天梯、趕山草鞭、小過路黃 ......。主要記載集中在抗菌、止血、退熱、治療灼傷和外傷等作用。

在芳療應用上，大部分是利用浸泡聖約翰草花球得到紅色的植物油，

和其他基底油，如甜杏仁油或澳洲胡
桃油調配後，和其他精油配合使用。

　聖約翰草對抗紅斑、抗炎也有作用，
能舒緩過度曝曬的燙傷，但由於聖約翰草
也有光敏性，須儘量在日曬後使用。

　這款由最常被使用的是在肌肉關節的問
題，肌肉拉傷、關節疼痛紅腫，風濕、靜
脈瘤或神經痛可可一試，有個台灣人熟
悉的廣告詞「正光金絲膏」應該就是含有金
絲桃的成分。

氣味：深紅色的藥草味。
吸收：按摩關節為主，或加入基底油、基底
　　　乳霜使用。
皮膚類型：老化，問題皮膚使用
保存期限： 開封盡快用完。

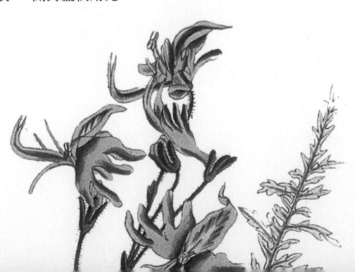

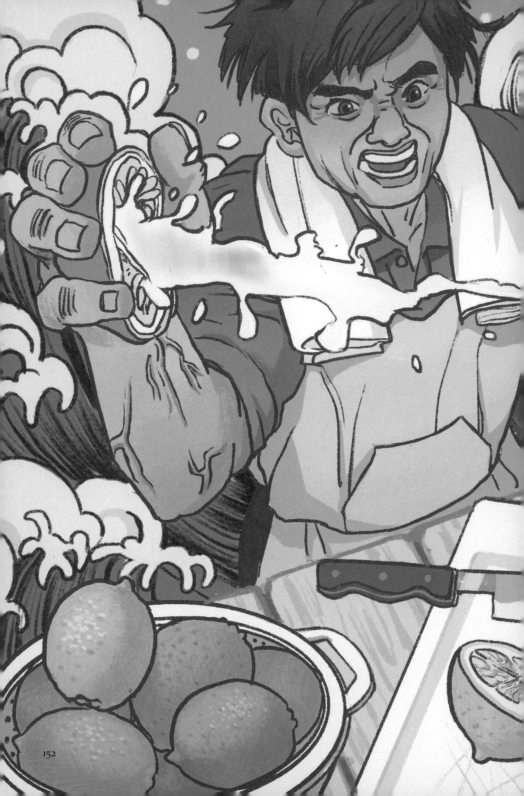

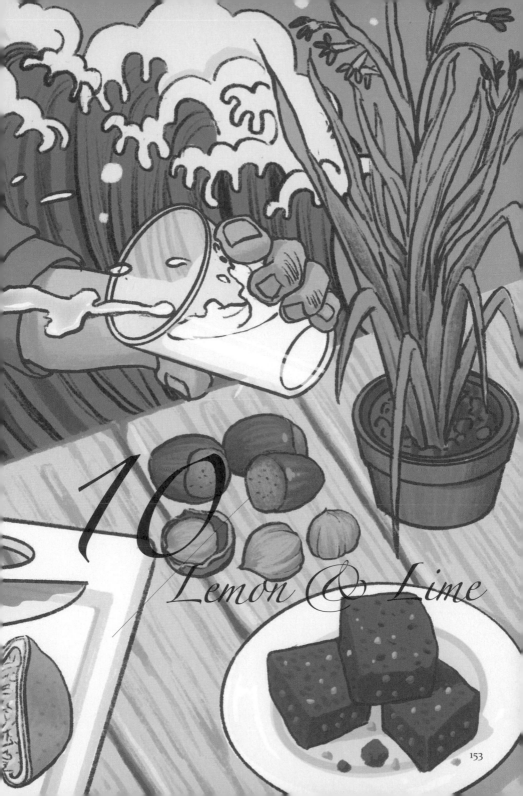

10
Lemon & Lime

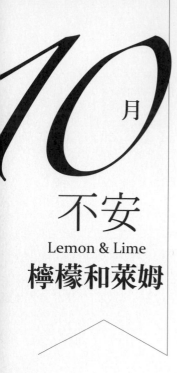

10月

不安
Lemon & Lime
檸檬和萊姆

學名————

柑橘屬 Citrus Limonum & Citrus latifolia

殘存於心久久不散的，苦澀檸檬的香氣
我會繼續困在雨中直至放晴
宛如那切半果實的其中一片
如今，你也仍然是引領我的光
Lemon by 米津玄師

處在不確定狀態，會不安
在中秋時節，倍感孤獨
柑橘的果子初見，成果
檸檬卻已到了盡頭，保存的時節
注意你的肝臟，不甘承受
太過的負荷，需要排毒
學習和不安相處，找出來源
親情是切不斷的源頭

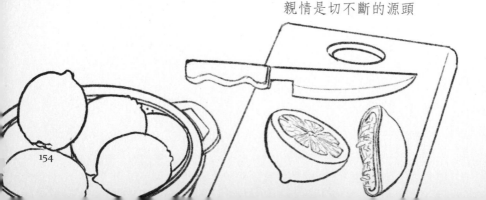

現代性的困擾

島嶼 10 月分的天氣是詭異
的，忽而轉涼忽而酷熱，交感
神經為了調適舒服的狀態，
也讓人忽而亢奮忽而低落，
身體轉換應接不暇，令人倍
感不安定。

不安是因為處在不確定的狀態，不管
是因為天氣影響身體機能，還是處在歲末
之前的計畫搖擺期間，需要思考、很費腦力，
影響情緒起伏不定。

繼前一章談時令節氣會使人想起老去，面對
老化的無奈，秋天的感懷傷逝容易傷春悲秋，
體現在無所不在的時間、所處的空間，或想起
到處不存在的場所、到處存在的你，或許這就
是一種初體驗初老的症狀，關節骨骼感到怪怪
的，膝蓋不經意的聲響，好似摩擦又像是卡榫
鬆脫的搭一聲，骨骼痠痛，背部會開始疼痛的上
班族以為是太常加班的緣故，這些年輕力壯時期

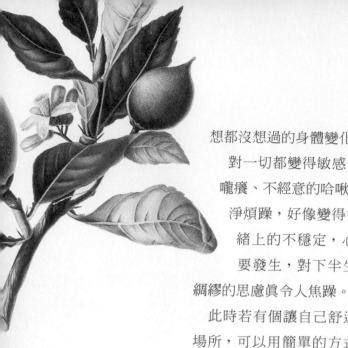

想都沒想過的身體變化，一切都讓人不安。

對一切都變得敏感，空氣只要一變化就喉嚨癢、不經意的哈啾打噴嚏，一直覺得不乾淨煩躁，好像變得很龜毛，這一些因為情緒上的不穩定，心裡頭隱隱覺得有事情要發生，對下半生不確定的隱憂，未雨綢繆的思慮真令人焦躁。

此時若有個讓自己舒適的環境，適合靜心的場所，可以用簡單的方式解決小困擾的撇步，的確會人安心一些。

檸檬和萊姆

檸檬是原產於東方的柑橘屬植物，卻在地中海型氣候繁茂成長，是除了柳橙之外，產量最豐富的柑橘類果實。

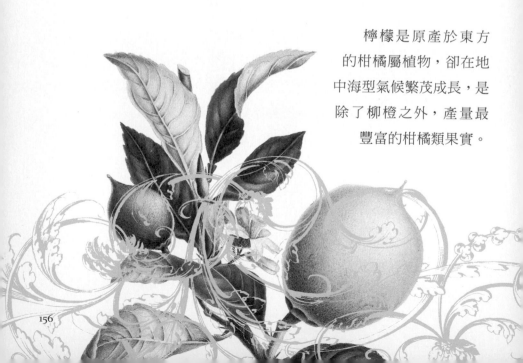

它最爲人稱道的是含量豐富的維他命 C，在十字軍東征的軍隊裡、海洋探險風潮的帆船上，都是不可或缺的保命食材，在預防敗血症上聲譽卓著，而且鐵質的吸收也有賴維生素 C 來幫助。

　　和檸檬有些類似的萊姆，萃取方式和功效與檸檬大致相同，但在氣味上比檸檬更爲甜美。若要形容萊姆的氣味，我會用碳酸溫泉泡完後跳到冷泉裡的冰激沖鼻的清新味來體會。

　　在加勒比海沿岸島嶼也盛產萊姆，壓榨的精油是西印度群島人常拿來調理薑汁酒或碳酸飲料的好夥伴，稱萊姆酒，也很容易被誤會與在這裡同樣享有盛名，以蔗糖燒炙成焦糖爲基調製作的蘭姆酒 (Rum) 弄混。

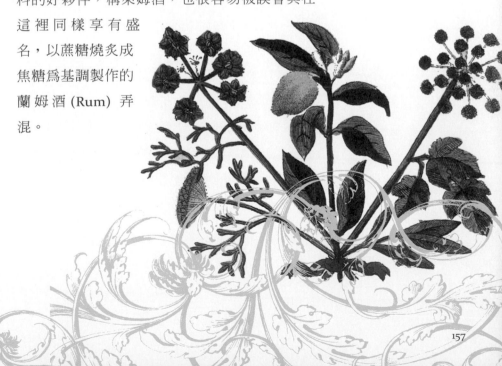

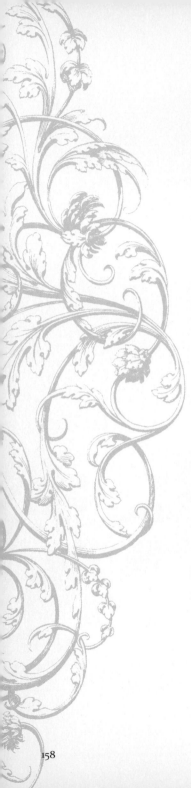

這類精油是上天送給人類最甜美的禮物，室內薰香不妨隨時加入檸檬精油，空氣清淨機、清潔劑都加一些，能讓空間清爽、心情舒暢，另外有些精油師稱檸檬是萬靈丹，從清潔到做菜都會滴幾滴檸檬精油。

在台灣檸檬跟萊姆的名字指稱剛好相反，市售的綠色檸檬其實是 lime(萊姆)，黃色的萊姆應該是西方人稱的 lemon(檸檬)。

檸檬 Lemon

這一棵有刺的常綠灌木，是柑橘屬植物中最為矮小的，細小分枝很多，橢圓形的葉子在陽光下閃閃發亮，開花時香氣強烈，多為小白花或有淡紅色的花朵。

檸檬的種類頗多，以果實的果皮為蒸餾精油的來源，其實以手壓榨果皮就會有精油滴下來，甚至比蒸餾的純度還高；約三千個檸檬可以榨出一公斤的精油。

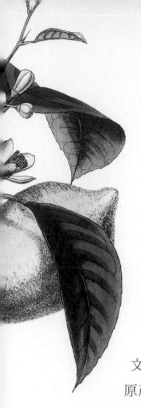
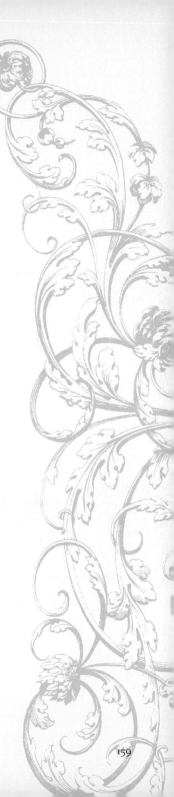

檸檬精油運用很廣，它的醫療價值在消化系統的使用早已被肯定，像祛脹氣、幫助消化、清新口氣，甚至對清血、對抗壞血症都有不錯的效果。

它也有柑橘屬精油的特質，光敏性、不易保存等。

英文的檸檬源自於阿拉伯文，柑橘類水果的意思。雖然原產地在亞洲，可是歐洲人在十字軍東征時帶回歐洲之後，就以檸檬為薰香劑以及驅蟲劑。

希臘羅馬人說檸檬是波斯的蘋果，因為是從那裡傳到羅馬；羅馬的園藝家也對栽植檸檬有很大的興趣，一大片一大片的檸檬樹就從羅馬向義大利各地蔓延開來。阿拉伯人將檸檬帶到北非，北非的摩爾人再將它帶到伊比利半島，所以安達魯西亞也成為檸檬的主要產地。

萊姆 Lime

摩爾人對酒的發展，堪用無與倫比來禮讚並不爲過，將長得像檸檬的萊姆帶進歐洲，歐洲人又將他帶到西印度群島。

那裡就有了兩種跟萊姆有關的酒，盛產甘蔗聞名的西印度群島正是萊姆酒的故鄉，萊姆酒之名即源自西印度群島原住民 Rumbullion 語首 Rum 意指興奮或騷動。

萊姆酒是以甘蔗爲主原料製成的蒸餾酒，適合與可樂、果汁等各式非酒精飲料搭配使用，是調製雞尾酒的主要基酒之一。

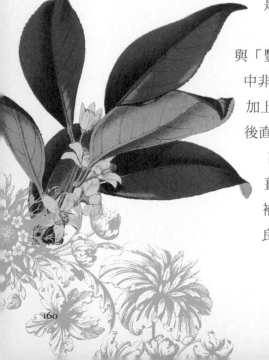

Ronrico 爲西班牙語中「萊姆酒」與「豐富」的合成語。口感清爽甜味適中非常適合用以作調製雞尾酒的基酒，加上少許萊姆汁、可樂或果汁簡單調配後直接使用。

而眞正的萊姆精油，卻是拿來調理薑汁酒與可樂的甜飲料，也是他們補充維他命 C 與治療壞血病的最佳良方。

精油應用

　　檸檬精油是好的抗毒劑，有很好的抗菌、排毒效果，輕微的骨骼症狀其實是累積過久的毒素沒有排除，像是痛風、關節痛，在症狀初始之前用檸檬精油按摩先處理，當然最重要的還是保養與補充必須的養分，人體的退化是一條漫長的路。

　　初老另一個明顯的症狀呈現在肌肉上，多年的勞動在人生反轉期，肌肉痠痛似乎已經成為常態，或許做做柔軟操，簡單的拉筋動作可以緩和，讓身體變得舒服，更直接的是按摩，在這一章同場加映禾本科，禾本科的檸檬草對肌肉痠痛有很好的作用，尤其禾本科的青草氣息，與檸檬的清新，能夠帶來一時的舒暢。

　　這裡提供的關於骨骼按摩精油配方，是針對症狀不嚴重的關節痛、痛風初始保養配方，主要是利用檸檬的排毒效果，以及檸檬是比較大眾化且便宜的精油，需要經常性的保養保健，是一個好的選擇，若是嚴重的風濕關節痛，則

痛風	
檸檬	5
杜松子	3
茴香	2
果油	15ml
聖約翰草油	5ml

需要更強效的精油配方。

檸檬精油的抗菌性與排毒、防毒效果，也適合用在呼吸道和腸胃不適，因此做成殺菌噴霧或者腸胃不適的配方都可以加檸檬精油。

萊姆則是氣味更細膩，有水氣泡泡的清涼感，更適合薰香，用在情緒上的感到痛苦、情緒雜亂、困惑，甚至憤世忌俗，以及神經性厭食都可一試。

檸檬最大的作用還是在皮膚的美白上，任何一款保養品只要加上檸檬都有很好的美白效果，柑橘類的果皮都有光敏性，檸檬尤其明顯，曬到太陽或強烈的光，反而會讓皮膚變黑，所以用在晚霜上較為安全。

這款精油對黑頭粉刺和面皰、疤痕尤其好，更是針對淡化雀斑、黑色素的利器。

用蒸氣蒸臉，讓臉部皮膚柔軟，熱水中可以加入（配方一）/ 再以乳膠（或乳液）20ml 在加入玫瑰果油 5ml 為基底，與（配方二）拌勻，當臉部保養品。

關節累積毒素

檸檬	5
杜松子	3
德國洋甘菊	2
榛果油	15ml
聖約翰草油	5ml

黑頭面皰和疤痕

配方 1.		配方 2.	
檸檬	3	檸檬	4
松	3	雪松	2
尤加利		薰衣草	2
薰衣草	2	羅馬洋甘菊	2

3 種精油 3 種為基底油，混合拌勻塗抹按摩臉部。

防止黑色素沉澱以及讓雀斑變淡

配方 1.		配方 2.	
檸檬	4	山茶花油	6ml
橙花	3	玫瑰籽油	5ml
羅馬洋甘菊	2l	的甜杏仁油	4ml

神經性厭食

萊姆	4
肉豆蔻	3
芫荽	2
榛果油	20ml
按摩全身或上半身	

感到痛苦、情緒雜亂、困惑，甚至憤世忌俗，利用薰香讓氛圍變好。

萊姆	4
橘子	4
乳香	3

禾本科 Gramineae

在芳香療法中，禾本科的三種植物都以氣味具有異國情調見長，經常作爲香水的前調，雖然有迷離的氣味，卻也帶來草地的氣息。

但禾本科萃取的精油，有一種清明感，甚至能夠除障，事實上與台灣人習慣用來除障的香茅草有同樣讓人安心的感覺，尤其是檸檬草，也有檸檬香茅之稱，是讓環境潔淨的藥草。

另外，在身體的作用上，可以消除疲倦感，對腸胃道的除菌舒緩作用也有很好的效果，甚至對肌肉痠痛，肌肉緊繃、疲勞都可用做按摩配方。

檸檬草 Lemongress
學名：Cymbopogon citrates

檸檬草也稱作印度馬鞭草，檸檬草直線狀的大葉子隨著它的成長漸漸垂下來，由它葉子蒸餾萃取的精油中富含的乙醛，具有抗炎的特性。

檸檬草的氣味在檸檬香中略帶土味，與其他帶檸檬味的精油不同，能夠容易地辨認出來，常常被當做更爲稀有、細緻、昂貴的芳香馬鞭草精油來賣。檸檬草精油用來做空氣薰香 (使用於電子微量薰香器) 也十分合適怡人，或是和薄荷一起用來去除車中異味等。

這種香精具有帶甜味的強烈香氣，容易令人聯想到玫瑰香，常常被用來當作化妝品的基礎香氣成分。它的醫療效果主要表現在皮膚外用上。

五〇年代，台灣家庭的醫藥包或常備藥草中，常有種用來治療發燒的藥草發燒草。它的學名是檸檬草，常被稱爲檸檬香茅，搓揉葉子，會散發濃濃的檸檬味，通常被用作退燒劑或抗感染劑。這遍生的野草，爲了缺乏藥品的小孩而生。

原產於印度，現在普遍種植於中國南方、錫蘭島、巴西、西印度群島到中非等熱帶地區，是產量頗豐的精油，目前兩個主要產地爲西印度和東印度，功效都不錯。在印度，用於治療發燒、改善傳染病，在東南亞泰國等地，則是料理中廣 泛使用的一種香料。

注意

純檸檬草精油會傷害皮膚，務必稀釋後使用。

清淨環境、提振精神，薰香使用。

檸檬草	5
尤加利	2
羅勒	1

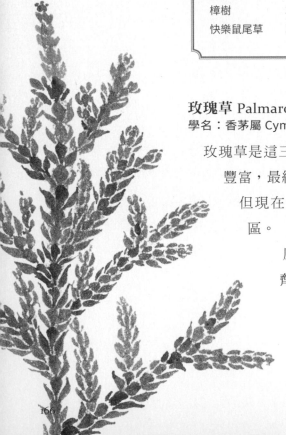

肌肉緊繃、疲勞的三個配方

配方一

檸檬草	4
黑胡椒	3
白千層	3

配方二

檸檬草	3
松	5
薰衣草	2

配方三

檸檬草	4
樟樹	3
快樂鼠尾草	3

以 20ml 榛果油為底按摩，若以泡澡使用精油量為 10-12 滴，熱敷使用約 6-8 滴。

玫瑰草 Palmarosa
學名：香茅屬 Cymbopogon martini

玫瑰草是這三種禾本科植物中，氣味變化最豐富，最細緻的藥草，雖然原產於印度，但現在大宗產地在非洲、南美熱帶地區。

原產地的古印度人拿它來當抗菌劑，阿育吠陀醫學中記載，它是

治療發燒和腸胃炎的有效藥草。

　　玫瑰草蒸餾後擁有類似其他花瓣類精油的氣味，經常能以假亂眞，端看產地是哪。例如，索菲亞 (sofia) 種植的玫瑰草，香味可與玫瑰相比擬，因此常被刻意運到保加利亞進行蒸餾萃取，讓人誤以爲玫瑰精油，其他產地的玫瑰草還有類似波旁天竺葵的氣味。

　　因爲氣味與別的精油相仿，反而常讓人忽略了玫瑰草本身的獨特個性，它能讓人在情緒上煥然一新，甚至擁有澄清心靈的貴重療效。

岩蘭草 Vetiver
學名：鬚芒草屬 Vetivera zizanoides

　　說它是最具異國情調的植物並不爲過，因爲任何地方的人都不覺得它是屬於自己的植物，任何地方的人對它的期待也都不一樣，而且光聽名字就覺得很神祕。

　　調香師阿克坦德在《香水感官之旅》中，曾這麼描述岩蘭草：「甜美且極濃重的土

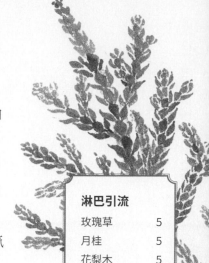

淋巴引流	
玫瑰草	5
月桂	5
花梨木	5
蓁果油	15ml
甜杏仁油	10ml
月見草油	5ml

安撫情緒焦躁， 舒爽精神	
玫瑰草	5
檸檬	2
天竺葵	1

玫瑰草富含單帖烯醇（香葉醇），不刺激皮膚，具排放淋巴的作用，在不適部位按摩，或全身按摩。

做自己找回自我，
讓腦袋清明

岩蘭草	4
花梨木	3
萊姆	2
蓁果油	20ml

在第三脈輪（太陽神經
叢）做脈輪按摩，心臟
的位置。

地氣息，讓人想起泥土裡的根與潮溼的土壤，
具有飽滿的珍貴木頭之香調為底調。」

　　比起前面兩款禾本科植物，岩蘭草是使用歷
史更久遠的芳香植物，傳說中它是中古女巫在
森林裡採集、挖掘的重要藥草，聞來使人愉悅，
也經常為仕女用作薰香的材料。

榛果油 Hazelnut oil
學名：Corylus avellana

　　榛樹是歐洲常見的矮樹叢，也是歐洲的原生
樹，西起英格蘭東到土耳其，南到伊比利半島，
在英格蘭南部常看見的矮樹叢圍籬即是，榛果
也是歐洲人常用來料理烘烤的食物，目前最大
的出產國是土耳其。然而美國也是榛果油大宗
生產國，學名是 Corylus americana，以奧勒岡
州為主要植栽地區，兩者都為芳香療法的基底
油所運用。

　　有個知名傳說是榛果與鮭魚的故事，引申為
智慧的泉源。在不列顛群島和太平洋西北地區
的故事中，榛果與鮭魚的故事可以看出人類飲

食文化的線索。德魯伊人的祭司爲了追求知識，
以爲強悍的蓋爾英雄巨人芬恩（Finn McCool）
是以吃鮭魚獲得力氣，而鮭魚是吃了掉入河中
的榛果而獲得智慧。但事實上，芬恩並沒有吃
鮭魚，鮭魚是他爲老師準備的飯菜，然而他在
做飯時，拍打魚鱗上的水泡後把拇指放進嘴巴
裡吸了一下，才得到智慧，但他的老師卻沒得
到。

　　台灣的芳香療法運用上，晚近才大量進口
使用，是比較高價位的基底油，從幾個被推崇
的成分來看，維生素 E 每 100 公克有 47.2 單元
不飽和脂肪酸有 78 公克，植物甾醇 120 毫克，

氣味：有點杏仁味。
吸收：延展性佳，保濕功能尚可，可做全身
　　　按摩。
皮膚類型：中性與混合性皮膚，毛孔粗大亦
　　　　　可使用。
保存期限： 一般。

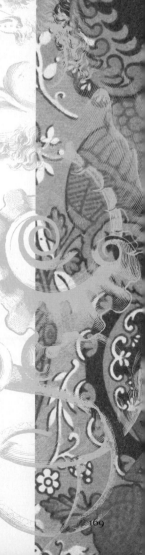

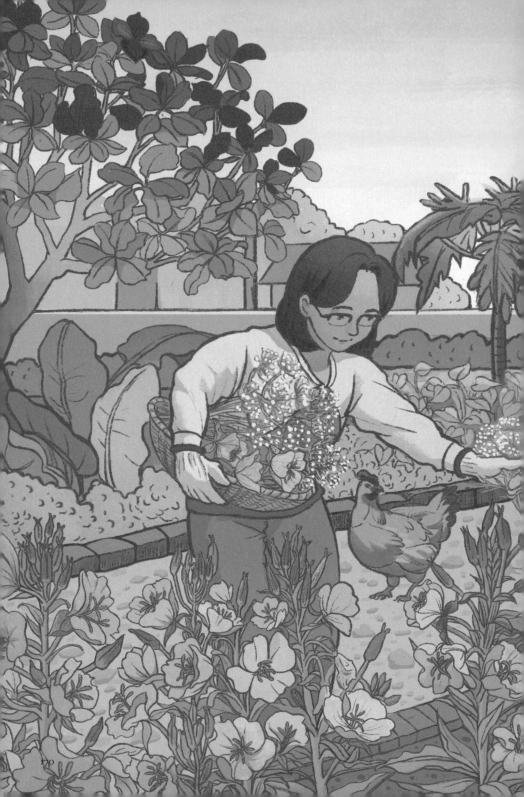

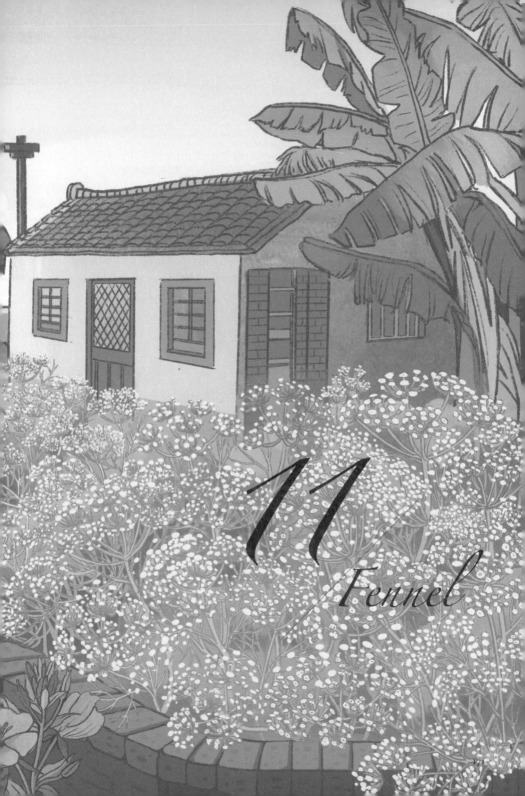

11

Fennel

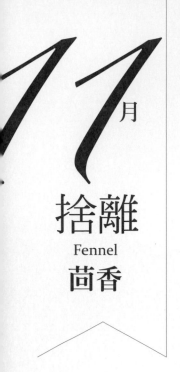

11月

捨離
Fennel
茴香

學名————

茴香屬 Foeniculum vulgare

它在城堡的低矮處，

開著小黃花；

比我們更早的年代

奇妙的力量賜下禮物

恢復視力

〈生命的聖杯〉朗費羅

（Henry Wadsworth Longfellow 1807~1882）

收穫已到盡頭，採集繼續尋尋覓覓

何時會夠了，其實已經足夠

太多了，太多了，太多了

這時節資糧已經爆棚，篩選

挑挑撿撿，拾掇值得收藏的那一塊

捨離必須，禁斷無所不在的誘惑

此時做個決斷

太多與富饒的難題

島嶼的深秋時節，通常是經過了中秋長假，在身心上都逐漸進入沉寂安靜，可以敏感到細微的變化，發現累積了太多的脂肪贅肉，臉上的斑與小疣等小瑕疵，及其他因為過於豐盛的後果。在精神上，想要獨處、理清脈絡的思緒漸起，是該好好思考什麼該留，什麼該捨的時候了。

身體的變化最敏感的是腸胃的問題，不管是過冷過熱、循環遲滯、血壓高低，最早的反應都在此，知名的胃腸外科內視鏡醫師新谷弘實強調的「不生生病的生活」就是保持腸胃的健康，因為腸胃的狀態反應一個人的生活與生命的狀態。

腸胃脹氣幾乎是每個人經常性，甚至是每天都會遇到的問題，只是有輕重之別而已，這跟飲食有關，也是跟習慣有關的問題，改變生活習慣就得先從斷捨

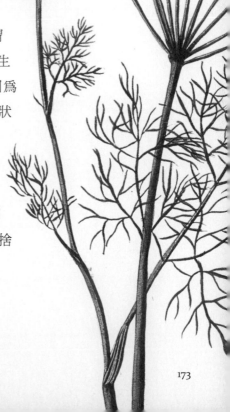

離開始，戒斷不好的方式，捨去口腹之慾，離開物質的誘惑，人類自二戰後從物資匱乏到物產豐繞，養成了滿足口腹之慾成為幸福的象徵，肥胖與三高問題變成現代性的文明病，多半跟腸胃障礙有關。

年終倒數第二個月，檢查自身一年來的樣貌，將捨離當作大掃除的前置工作，不啻是一個好方法，環境空間的與行為習慣性的，全面的檢查一遍。

茴香

茴香的拉丁語是 Fæniculum，有乾草的意思，繖形科（Umbelliferae），兩年或多年生植物，它的羽葉狀葉子跟我們熟知的也是繖形科的胡

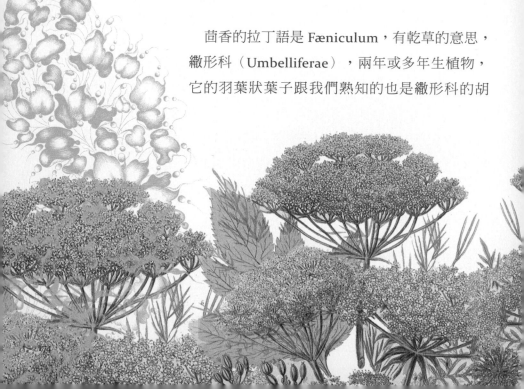

蘿蔔葉很像，簇生細碎的小黃綠色花迷人，又因為藥草氣味濃郁，有人喜歡拿來插瓶。

在植物史裡茴香被當作驅邪植物，雖然不能得到驗證，但是針對疾病的治療運用記載，已有 2 千年左右。最早是《自然史》的作者老普林尼（Pliny23~79）觀察蛇吃了茴香並且在茴香叢中蟄居，以致能夠在脫皮後改善視力，記錄了茴香可以治療 22 種疾病。

中世紀的英格蘭基督教會有規定大家都得遵守的禁食日，從皇室歷史資料發現 1281 年的英格蘭國王愛德華一世的會計帳簿中一個月購買 8.5 磅的茴香籽，因為茴香除了是香料還可以抑制食慾，虔誠的基督徒以茴香來度過這一天。這個傳統被五月花號的移民帶到美國，清教徒帶上包有茴香籽的手帕度過禁食日，抑制飢餓

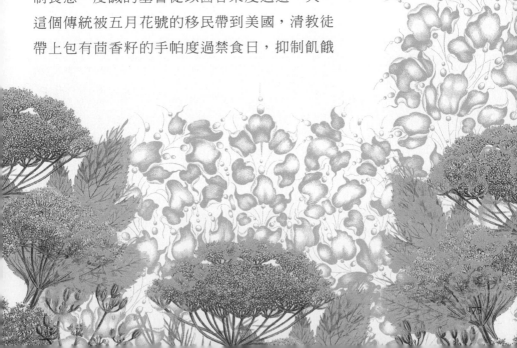

感，因此美國人稱茴香為「meetin'」種子，這個字是英語方言「眼睛」的意思。

中世紀的的歐洲，巫術、鬼魂，神靈之說盛行，在太陽從北回歸線逐漸南移之後，人們認為邪靈會到處遊蕩，掛一束茴香在門口，可以保護屋內人的靈魂，尤其是在仲夏夜晚，將茴香子放進鑰匙孔不讓房屋受到鬼魂傷害。

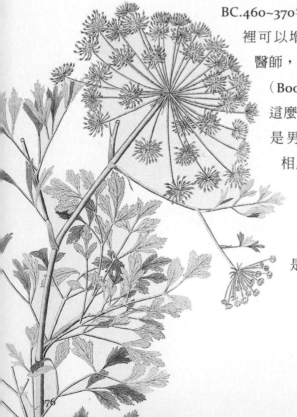

醫學之父希波克拉底（希臘文：ορκοι του Ιπποκρτη，英文：Hippocratic Oath BC.460~370年）建議加一些茴香在牛飼料裡可以增加泌乳量。13世紀一位內科醫師，在他的《麥地維亞醫師之書》（Book of Physicians of Myddvai）這麼寫：「看到茴香卻不採集的不是男人是惡魔。」與此傳統看法相反的是，「種下茴香是種下悲傷。」是對丟掉茴香的人所預測災難的說法。到了15世紀中葉，對茴香有一種說法是，「將茴香汁放進耳朵裡殺

死煩惱。」更廣為周知的是希臘人喝茴
香茶減肥，稱作馬拉松（Marathron）茶，
這個字根有變瘦的意思。

　　茴香也經常被用來料理魚肉，
17 世紀著名的英國醫師卡爾培波
（Nicholas Culpepper 1616~1654）
這麼寫，「有個大吃大喝的冷笑話是魚最大
的困擾是豐腴的身體，雖然很少人知道如何料
理牠，我猜測是因為水星植物屬於處女座，因
此大熊星跑到雙魚座去了。」茴香被羅馬人、
中國人以及印度教徒當做解毒劑，卡培波也認
為這株植物在勿吃有毒蘑菇或被蛇咬傷時的有
效解毒劑，茴香根做成的膏藥是被瘋狗咬傷時
的傳統療法。

　　以中文「茴香」命名的繖形科植物中還有三種，
洋茴香（Aniseed）、藏茴香（Caraway seed）、
小茴香（cumin），都是香料植物，也以種子烘
乾為料理方式，都有精油萃取使用，注意小心
分辨。

　　或許這個普羅旺斯的名言，「男人的苦艾酒，

女人的慕斯塔。」的說明可以讓人更加了稱作「茴香」植物的理解。

慕斯塔，普羅旺斯人的茴香酒，羅馬時代開始，浪漫熱情的羅馬人盛讚洋茴香的催情功效，把它拿來當成糕餅食材，取名「Mustaceus」，喚它「慕斯塔」，極好。

希臘人比較實際，將它當作幫助消化的藥草，的確，它對消化道有極度的鎮定作用。因為希臘人的實際，各式各樣的洋茴香麵包就出爐了；羅曼羅蘭的《約翰克里斯多夫》裡就一段描寫茴香麵包：「彷彿是萊因茱的展覽大會，那是一種本色的，保存原味的烹調，用著各式各種草本香料，濃醇的起司，作料豐富的湯，標準的清燉砂鍋，龐大無論的鯉魚，酸鹹茱燒醃肉，全鵝，家常餅，茴香麵包是最華麗的⋯⋯」

精油應用

　　茴香精油是以種子蒸餾取得，呈鮮黃色液體，藥草氣息濃厚。香料精油針對腸胃系統，效用一向聲譽卓著，在常備精油中繖形科的香料精油至少要有一種，適用範圍最廣的當屬茴香精油，下面幾個腸胃症狀都適宜以茴香精油為主的配方來處理。

　　止胃痙攣性疼痛：茴香、羅馬洋甘菊、香蜂草、快樂鼠尾草、歐薄荷、洋茴香、芫荽、小茴香

　　袪胃脹氣和消化不良：茴香、洋當歸、羅勒、歐薄荷、荳蔻、洋茴香

　　輕瀉劑、促進排便：茴香、樟樹、黑胡椒、歐薄荷、馬鬱蘭、迷迭香

　　熱敷腹部上方和背部下方至尾椎之間，以茴香為主 8~10 滴，也可調配一兩樣自己喜歡或家中已有的精油。

應用 1	腹部絞痛，下面配方沿著肚臍順時鐘方向按摩腹部。	茴香	4
		馬鬱蘭	3
		香蜂草	2
		甜杏仁油	20ml

應用 2	胃脹氣的絞痛，下面配方沿著肚臍順時鐘方向按摩腹部，以及胃部。	茴香	4
		橘子	3
		肉荳蔻	2
		甜杏仁油	20ml

應用 3	黃疸，全身或是胸腹按摩	茴香	4
		羅馬洋甘菊	3
		荳蔻	2
		甜杏仁油	20ml

| 應用 4 | 打嗝，滴一滴茴香精油在紙袋子裡，將鼻子嘴巴湊進去，深呼吸，慢慢吸氣讓肚子脹起來，吐氣縮起來，亦即使用腹式呼吸法。 | 茴香 | 1 |

經前保養按摩

茴香	4
羅馬洋甘菊	2
快樂鼠尾草	2
天竺葵	2
月見草油	5ml
澳洲堅果油	15ml

經前保養按摩（加強）

茴香	4
羅馬洋甘菊	4
薰衣草	3

茴香精油針對女性有個很好的用處——經前症候群（PMS）。經前症候群目前研究的原因大致和黃體素、荷爾蒙，以及中樞神經傳導有關，大約有四分之三的女性一生中或多或少都會遇到輕重不一的症狀，一般在月經前五天發生，行經期後會消失。

常見生理症狀：腹脹、身體疼痛、乳房脹痛、疲勞、頭痛、水腫、長痘、體重增加；常見心理症狀：易怒、焦慮、食慾增加、注意力下降、憂鬱、情緒不穩、睡眠品質下降、失眠。

以 V 字形的手法，自陰部周圍往上按摩到下腹部，再從下腹部向後按摩到臀部至肛門口。經常性按摩可以紓緩症狀，剛開始最好持續三個月，有恆心的治療保養使之不再發生。

若症狀更為嚴重，會下腹部抽筋疼痛，增加泡熱水澡或臀浴，也是一個好方法。這個配方也適用於按摩。

茴香對於女性獨有的另一個使用是哺乳的媽媽，在倡導母乳的好處有所進展的時代，卻發生母親泌乳不足，或哺乳困難的症狀，除了工商社會不方便之外，媽媽身體上的乳頭疼痛、乳房僵硬與疼痛，可以這樣試試。

哺乳期每天按摩乳房。

增加泌乳	
茴香	5
檸檬草	3
羅馬洋甘菊	2
月見草油	5ml
甜杏仁油	15ml

乳房僵硬、疼痛	
茴香	5
茉莉	3
羅馬洋甘菊	2
月見草油	5ml
甜杏仁油	15ml

產後憂鬱症，情緒緊張、憂鬱，感到乳頭疼	
茴香	5
快樂鼠尾草	3
天竺葵	2
月見草油	5ml
甜杏仁油	15ml

關於產後憂鬱症，可以用這個配方薰香，或是泡澡放鬆。

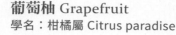

葡萄柚 Grapefruit
學名：柑橘屬 Citrus paradise

　　精油中，香料類型的精油多半對消化道都有
作用，與此相同，柑橘屬的精油亦然，柑橘屬
精油中，葡萄柚精油可以拿來和茴香對照運用，
因為除了針對腸胃道的作用，在減肥或情緒作
用上，頗為相得益彰。

　　這黃澄澄的果實香氣明亮，最能讓人恢復心
情與活力。

　　很多人趨之若鶩是它可以減肥之名，的確，
減肥餐中通常會有葡萄柚，這與柑橘類水果維
他命 C 含量豐富有關。葡萄柚有別於其他柑橘
屬植物，因它是培養皿栽培出來的樹種，既非
自然的基因突變，也非混種而得。植物學家栽
培葡萄柚原來只是盆栽景觀植物，卻成了美洲
東西岸地中海氣候區的最大特色水果。

　　它油脂深陷果皮中，以蒸餾萃取為多，但柑
橘屬果實蒸餾品質不如壓榨萃取來得好。它有
柑橘屬精油的特質卻沒有柑橘類夫吠香豆素會造
成光敏性的缺點，白天使用亦無妨。

這款精油最為人歌頌的特長是減壓、抗憂鬱，非常具有歡樂的特質，尤其對季節性的情緒失調有很好的效果，例如，冬季憂鬱、昏睡，無法思考，可以提振精神，因為它甜美的氣味，非常適合掃除死氣沉沉的冬天憂鬱症。

思考遲滯，「舌頭打結了」，有時是顧慮太多、有時是一時失常，有時則是單純碰到了這麼一個人，見到他，偏偏就是說不出話。

歡樂明亮的葡萄柚氣息，很適合帶你暫時跳脫緊張、多慮、各種可能讓你思緒徘徊不前、語句遲遲吐不出口的窘境，帶著心緒飛往他處。

另一種讓自己流暢的方式是做幾個瑜珈拜日式，拜日式是讓人身體、思想、呼吸合一，活在當下專注心神很好的練習，十二個動作 一個循環，左右各作一次，就是二十四個瞬間的流動。

月見草油 Evening primrose
學名：Oenothera biennis

向晚時分，才漸漸轉醒，伸展四肢；並不是

思考遲至，抗憂鬱

葡萄柚
綠花白千層
檀香
以葡萄柚為主，點 7、8 滴薰香，配合簡易的瑜珈動作，能讓塞住的腦袋豁然開朗。

減肥、蜂窩性組織炎

葡萄柚　　　5
杜松子　　　3
薰衣草　　　2
向日葵油　15ml
玫瑰果油　5ml
按摩全身，一方面這款精油可以消除大腿蜂窩性組織炎，一方面有協助暢通循環，也讓人體會流動感。

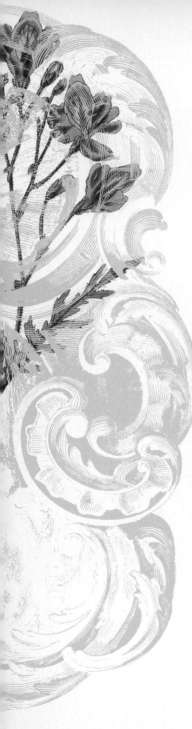

因為太懶散而遲至日暮時分才甦醒，而是白天烈日灼身，在北美洲廣褒的土地上，無處可躲。晝伏夜出，所以人們給它個美麗的名字晚櫻草，或者晚星，也有叫它處女之光以及夜佳麗，後來，最常被稱呼的卻是月見草。

是 2 年生的植物，最高可以長到 150 公分，針狀葉片呈蓮花狀螺旋生長，晚春到夏末盛開，黃色花朵雌雄同體，約 6 公分直徑大小，約 4 公分大小的果實裡面的種子，就是萃取油脂的來源。

北美洲的原住民很早就懂得拿來做藥用植物，也是日常的蔬食來源，幾乎整株植物都拿來用。根部煮熟像馬鈴薯一般的澱粉來源，葉子是在開花前約 4～6 月的時候通常是沙拉食材，也有拿來曬乾當作花草茶飲用，富含黃酮類、膠質、單寧酸，以及植物甾醇。美洲原住民認為喝這種茶可以治療懶惰和過度肥胖，若拿來當搗碎按摩肌肉，可以讓肌肉恢復活力。

種子最值得被稱頌，也是營養食品與芳香療法中最看重的部分，蛋白質含量約為 15％，油

含量爲 24％，含有約 43％的纖維素。蛋白質特別富含必需胺基酸，至於大家最感興趣的營養素 γ-亞麻酸（GLA），是一種多元不飽和脂肪酸。

成熟種子的油含有約 7-10％的 GLA，是驅動前列腺素產生的重要物質，而前列腺素對細胞的正常功能至關重要，關於原發性性濕疹，經前症候群（PMS），多發性關節炎，多發性硬化症等，根據研究這些疾病和前列腺素缺乏，是誘發更年期症狀的原因。理論上，額外攝取 GLA 可能有助於治癒這些症狀。

另外，據說對 Sjögren（薛格連氏症候群）也有效，這是一種免疫性疾病，像是乾眼症、口乾舌燥、皮膚乾燥、陰道乾燥、慢性咳嗽，手臂和腿部麻木，感覺疲倦，肌肉和關節疼痛以及甲狀腺問題，受影響的人患淋巴瘤的風險增加。

氣味：亮黃色，草腥味。
吸收：特殊用油
皮膚類型：乾燥皮膚
保存期限：短，盡快用完。

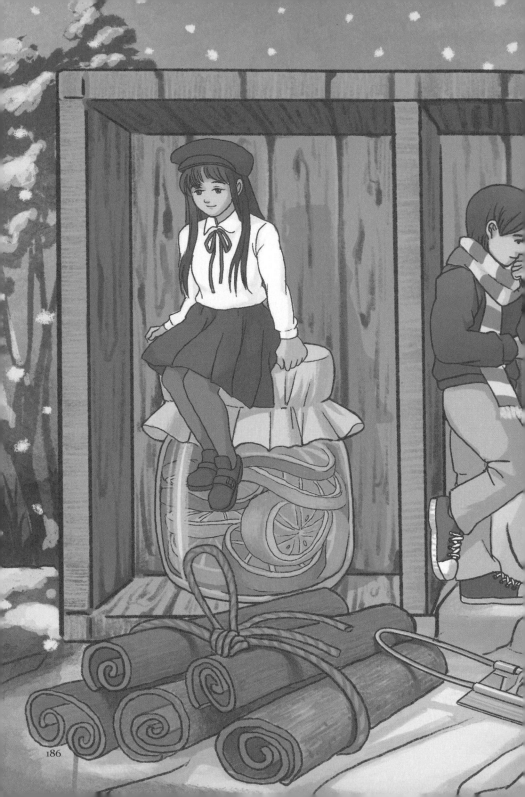

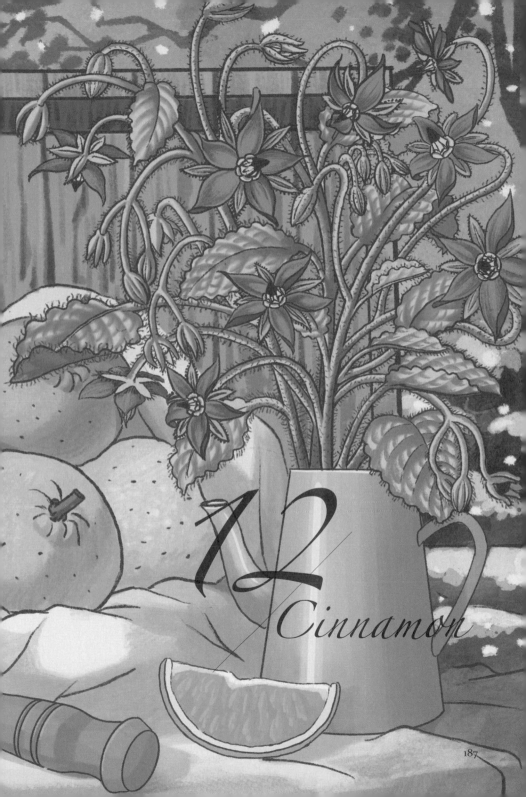

12

Cinnamon

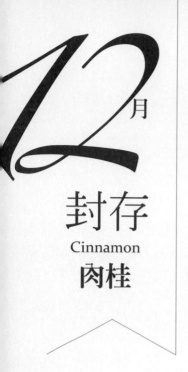

12月

封存
Cinnamon
肉桂

學名————

樟屬 Cinnamomum zeylanicum

如果我是肉桂舞孃
我將跳上你的床
然後留下黃色的樹皮
在你的枕上
〈肉桂舞孃〉by 麥可・翁達傑
（The Cinnamon Peeler by Michael Ondaatje）

如果記憶封存不能
我們就該信奉物質不滅定律
將風味留下來
記憶就是記憶中的樣子
氣味自有他的個性，氣息
每個人都有各自的氣質
封存在骨子裡，漬在脊髓中
肌理持久，理路清晰

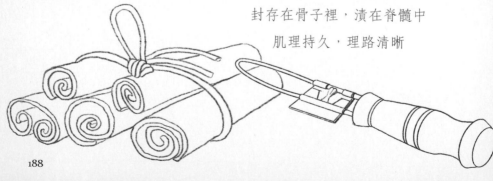

與孤獨爲伴

封存與蜜漬，是獨自對抗時間的法則，唯有如此覺悟，才能持久地面對日復一日。

已到了需要保暖的 12 月，用保溫瓶喝水，溫茶的燭台持續燒著，長袖長褲已上身，雖然島嶼的冬天偶爾會突然飆高的氣溫讓人倍感無耐，反復無常令人措手不及，但應付早晚溫差大的保暖準備不可少，一不小心就會感冒。

又到了封存的季節，冬季蔬果飽滿，芥菜青綠喜人，蘿蔔正當時並大量產出，豐沃的土壤孕育的季節時蔬讓人不忍丟棄，風乾、醃漬，利用冬天的風與陽光，保存一季的風味。

風乾之外，還有更精細的保存方式，油漬，蜜漬，全部方法都用一遍的香料醃肉，這是風土料理，一道一道的工序做下來完整了人情，一個地方風情於是完備。

琢磨如何料理在這個月是特別的興味，但也

會疲累想要喘口氣，進入冬季的休息狀態，疼痛與疲累感也跟著顯現，肌肉痠痛從小腿、手臂開始，溫差大偶然會抽筋，是因為礦物質不足也是循環不良，接著全身肌肉僵硬，骨頭跟著不靈活，讓人想要泡溫泉，每天都能泡澡享受舒適。

每次做全身油壓按摩，我都會想像油漬與蜜漬，泡在油裡的蔬菜，蜜在蜂蜜裡的花瓣，到底是怎麼個想像。

肉桂

辛香類植物都有溫暖的特質，有方法、有步驟的食用，通常能改善體質，也經常為中醫調理女性體質所用。在精神上，食物加上辛香料可以提振精神，活絡氣氛，掃除低落、悲觀的情緒。

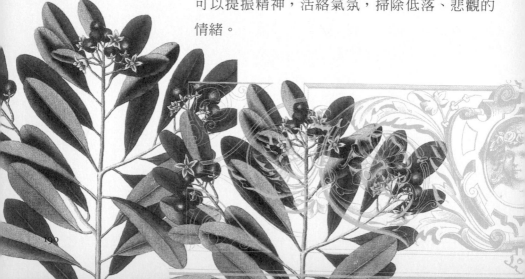

能夠萃取精油的辛香料中，以肉桂與肉豆蔻最常被使用，在舊金山的卡布奇諾，上面輕輕地灑了一層肉桂粉，在這個東西方文化交雜的地方，溫暖浪跡天涯的旅人。

　　回溯歷史，它是最古老的香料之一，古印度將它與沒藥、松一同焚香祝禱，中國人用它健胃袪脹氣，在歐洲則用作調酒香料。這種常年開花的矮木原生於印尼，有中國肉桂與錫蘭肉桂兩種，前者輕柔、後者醇厚，但萃取精油的肉桂以錫蘭肉桂為主。

　　肉桂在東方料理常用以燉肉，在台灣因為九二一地震之後，發現肉桂樹具有良好的抓地力，推廣栽植，也研發出各種生活用品，如洗髮精、沐浴乳，以及其他吃食。

　　特別介紹精油萃取常用的錫蘭肉桂，錫蘭（Seylon）現稱斯里蘭卡（Sri Lanka），馬可波羅稱讚，「世界上最優雅的土地。」

　　錫蘭島，源出波斯文與阿拉伯文古名，阿拉

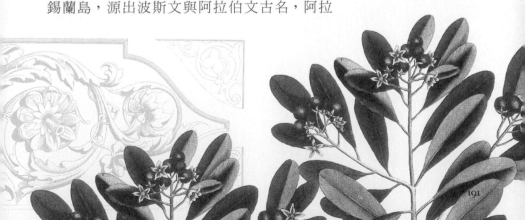

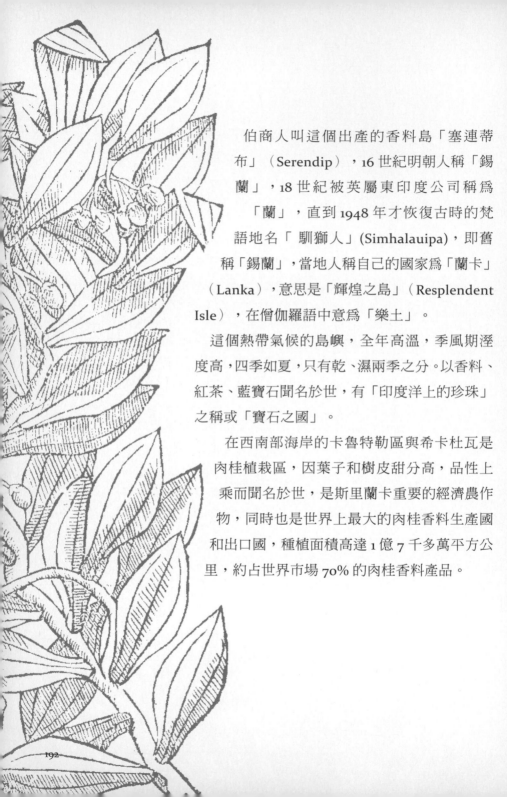

伯商人叫這個出產的香料島「塞連蒂布」（Serendip），16世紀明朝人稱「錫蘭」，18世紀被英屬東印度公司稱爲「蘭」，直到1948年才恢復古時的梵語地名「馴獅人」(Simhalauipa)，即舊稱「錫蘭」，當地人稱自己的國家爲「蘭卡」（Lanka），意思是「輝煌之島」（Resplendent Isle），在僧伽羅語中意爲「樂土」。

這個熱帶氣候的島嶼，全年高溫，季風期溼度高，四季如夏，只有乾、濕兩季之分。以香料、紅茶、藍寶石聞名於世，有「印度洋上的珍珠」之稱或「寶石之國」。

在西南部海岸的卡魯特勒區與希卡杜瓦是肉桂植栽區，因葉子和樹皮甜分高，品性上乘而聞名於世，是斯里蘭卡重要的經濟農作物，同時也是世界上最大的肉桂香料生產國和出口國，種植面積高達1億7千多萬平方公里，約占世界市場70%的肉桂香料產品。

精油應用

　　肉桂精油分成肉桂皮油、桂枝葉油、桂丁果油，三種不同的部位來源，都以蒸餾萃取。肉桂皮的肉桂醛含量較高，肉桂葉含是丁香酚為主，肉桂果含反式乙酸桂皮酯較高。一般使用肉桂皮萃取的精油較多。

　　出生斯里蘭卡的加拿大作家翁達傑有首愛情詩《肉桂舞孃》，描述他與情人的歡愉，很深刻寫出性的歡愉，有一段是這樣：

　　當我們搖擺

　　我在水中撫摸你

　　我們的身體自由的融合

　　你能掌握我和盲目地嗅聞

　　你爬上顛峰嘆息

　　詩人對自己家鄉的肉桂樹應該是有深刻的了解，甚至是迷戀，而且也非常了解其作用，肉桂強烈的氣味能不能引發高昂的「性趣」或許因人而異，但溫暖又能振奮人心倒是在各式文學作品與電影中提到，若從肉桂精油含有 70% 以上的肉桂醛，對中樞神經興奮與調節單胺能神經元的活動有所作用。單胺類物質（遞質）是指腎上腺素、多巴胺、血清素、組織胺等，這些物質對下丘腦有調節肽的分泌作用。從這個觀點來看，或許值得一試。

肉桂的溫暖特質，含有 70% 以上的肉桂醛有抗發炎、鎮靜麻醉、血管擴張，以及指痙攣的作用，對中樞神經有振奮與鎮靜雙重作用，在這個轉寒的季節，最快感受到的就是人體最大的器官皮膚與肌肉的影響性，對皮膚而言是很好的抗菌劑，對肌肉骨骼來說，有以下幾種情形可以這樣保養。

應用 1	振奮、溫暖，提振情緒，以下配方可以用薰香、泡澡、按摩方式使用。	肉桂	5
		甜橙	3
		安息香	2
		澳洲堅果油 20ml	

應用 2	肌肉疼痛，上班族或需長時間坐著打字、繪圖，或是長時間做單一動作的人，寒涼季節的背部疼痛馬上就顯現出來，尤其腰部到臀部之間，按摩、泡澡均可。	肉桂	5
		迷迭香	3
		馬鬱蘭	2
		葡萄籽油	15ml
		琉璃苣油	5

應用 3	全身都有肌肉緊繃的可能，但辦公室的工作者還是容易發生在上背部或是手臂，勞動者的雙腳、雙手是最早體現到的部位，以及脖子是大家都會有的經驗。全身按摩加強重點部位。	肉桂	5
		佛手柑	3
		薑	2
		杏桃仁油	15ml
		琉璃苣油	5ml

應用 4	東北季風一吹，風濕痛的人就開始發作，晚秋的乾冷倒不明顯，一入冬霧霾、轉冷濕的天氣，風濕症狀隱隱作痛。泡澡與按摩一起來。	肉桂	5
		馬鬱蘭	3
		薰衣草	2
		向日葵油	15
		聖約翰草油	5

應用 5	這個季節有個突如其來的症狀，讓人防不勝防，小腿抽痙／蓄（痙攣）。通常是因為忽冷忽熱造成，也反映出礦物質吸收、鐵質吸收不佳，是循環系統的問題，反應在肌肉上。按摩、泡澡為佳。	肉桂	5
		羅馬洋甘菊	3
		芫荽	2
		小麥胚芽油 20ml	

應用 6	肉桂不但在料理上可以增加風味，對胃部、消化系統都是很好的香料，當成香料燉肉可以提升食物的溫性特質，是溫補的料理的好配方。以精油作用而言，是胃酸劑，因此可以幫助消化，消化不良時順時針按摩胃不與腹部。	肉桂	5
		薄荷	3
		橘子	2
		甜杏仁油 20ml	

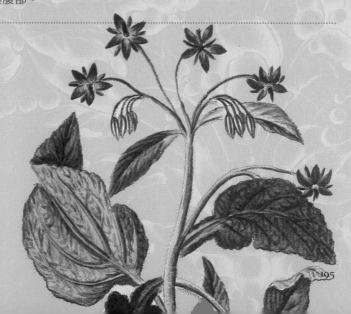

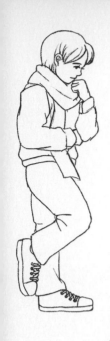

甜橙 Orange
學名：柑橘屬 Citurs aurantium

橘子 Mandarin
學名：柑橘屬 Citurs reticulate

柑橘屬的果子都是我們熟悉且經常使用的水果，也有一些共通性，像是檸檬、萊姆、橙、橘子、甜橙、佛手柑等，共同特色氣味清新、甜美、乾淨，另外這類型精油具光敏性，保存須避免接觸光線，並避免在白天使用。

橙的氣息溫和明亮，是冬天缺乏陽光時最溫暖人心的水果，在芳香療法上，也是所有精油的好伙伴，不但能相調和，還有讓其他精油發揮得更好的效果。

橙精油可以再細分甜橙(Citrus Aurantium, var dulcis) 與 苦 橙 (Citrus Aurantium,var amara)，甜橙明亮苦橙細緻，甜橙深金黃色苦橙帶一點綠色，都會帶給人溫暖甜美，袪除憂鬱沉悶，在生理上是治療腸胃不適的好用油。

橘子是居住在熱帶潮濕地區的人們

最熟悉的水果。它在中國歷史中反覆出現，英文名字 Mandarin，同時也有「官員」、「滿人」或「中國話」的意思，可見它強烈的東方特質。

橘子在十八世紀傳進歐洲，卻很快鋪天蓋地長滿了地中海沿岸，到了新大陸它一樣適合，現在是巴西最大宗的出口物資。

橘子精油和其他柑橘屬精油一樣取自果皮，對提振情緒、幫助消化等很有幫助。

就像前面提到的，成精油是所有精油的好夥伴，如果你喜歡它的氣味，任何配方都可以加一兩滴橙精油增加甜美的味道，但是它有個獨特的作用是針對心臟，針對心臟痙攣之心悸，有出乎意外的療效。

橘子和肉桂針對腸胃問題，不管是在飲食上或是精油運用上，都是很好的組合，甚至在情緒上針對痛苦，對生活沒有興致，興趣缺缺，試試這個溫暖的薰香配方。

心悸 熱敷心臟周圍、上背部與脊椎 按摩和泡澡	
甜橙	5
橙花	3
乳香	2
榛果油	20ml

腸胃問題	
肉桂	4
橘子	4
萊姆	4

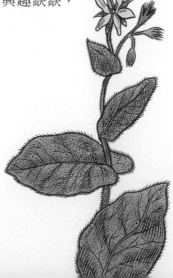

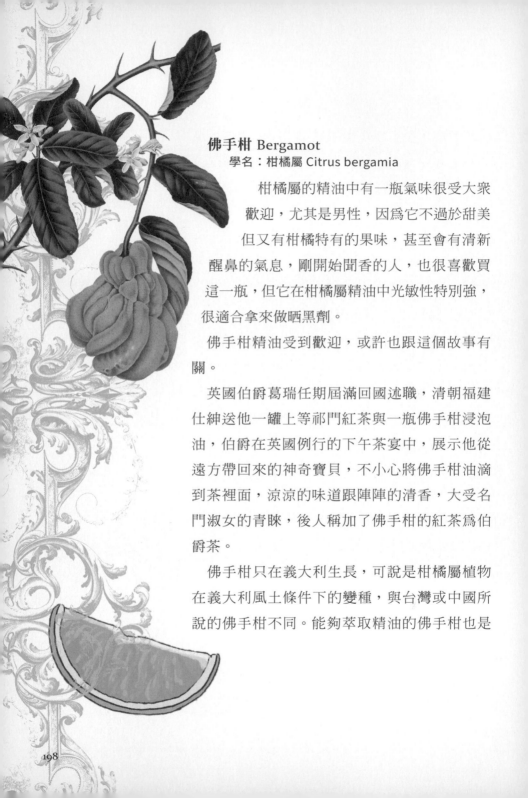

佛手柑 Bergamot
學名：柑橘屬 Citrus bergamia

　　柑橘屬的精油中有一瓶氣味很受大眾歡迎，尤其是男性，因為它不過於甜美但又有柑橘特有的果味，甚至會有清新醒鼻的氣息，剛開始聞香的人，也很喜歡買這一瓶，但它在柑橘屬精油中光敏性特別強，很適合拿來做晒黑劑。

　　佛手柑精油受到歡迎，或許也跟這個故事有關。

　　英國伯爵葛瑞任期屆滿回國述職，清朝福建仕紳送他一罐上等祁門紅茶與一瓶佛手柑浸泡油，伯爵在英國例行的下午茶宴中，展示他從遠方帶回來的神奇寶貝，不小心將佛手柑油滴到茶裡面，涼涼的味道跟陣陣的清香，大受名門淑女的青睞，後人稱加了佛手柑的紅茶為伯爵茶。

　　佛手柑只在義大利生長，可說是柑橘屬植物在義大利風土條件下的變種，與台灣或中國所說的佛手柑不同。能夠萃取精油的佛手柑也是

義大利的獨特產品，因此產量有限。

　　不論在中國或義大利，當佛手柑的枝頭開滿小白花時，都會飄來陣陣香氣，有著安定人心的功效，美國人最喜歡拿來插花的香蜂薄荷，也稱做佛手柑，因為它們都有著類似的香氣，明亮與溫暖，帶點淡淡的花香，令人聯想起舒爽和暖的春天。

　　另外，這款精油在鎮靜神經的功效聲譽卓著，拿來當沮喪以及焦慮的神經鎮靜劑，是平撫神經性疼痛與放鬆情緒的不錯點子。另外，它不適合泡澡或沖澡，但很適合在薰香使用。

　　焦慮並不是一時半刻發生的症狀，跟因為具體事件影響所產生的憂慮、憤怒不一樣。焦慮於人生一無成就，焦慮於失去信念，焦慮於愛情之不可得，這些都是緩慢而不可解決的醞釀所致，更多的是長時期的挫敗感，使自律神經失調，影響了睡眠、作息，造成生活混亂。

　　神經焦慮，感到憤怒、挫敗，甚至到憤世嫉俗的地步，除了喝伯爵茶緩一緩，滴幾滴到薰香瓶，讓環境怡人。

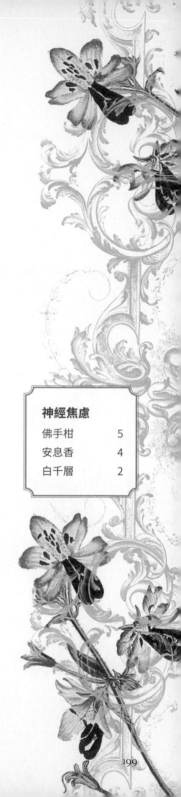

神經焦慮

佛手柑	5
安息香	4
白千層	2

琉璃苣油 Borage Oil
學名：琉璃苣 Borago officinalis

　　這款星狀花朵是美麗夢幻的藍色，文藝復興時期的畫家用它調配顏料，畫出聖母瑪利亞的外袍，十字軍東征前的宴會上，也總以琉璃苣花浮在餞別酒上，鼓舞戰士的士氣。

　　最早的聖母故事是她在逃亡埃及途中，掉落了天藍色外衣。當神聖的外衣勾住了迷迭香的小樹枝，迷迭香的小花瞬間由純白轉變成天藍色，以表示對聖母瑪莉亞的敬意。

　　這款原生於敘利亞的一年生草本植物，目前主要產地是歐洲、北非、西亞以及南美洲，以冷壓萃取得到極為淡明黃色，非常透亮。琉璃苣是古老的草本植物，希臘羅馬時代以其為心臟鎮定劑，並描述它能帶來男女間的愉悅。近代的科學研究，則發現它含有

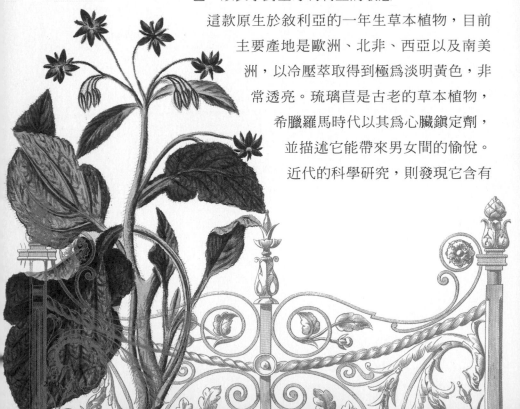

豐富的鈣、鉀和礦物質，以及可以促進雌性激素分泌、維持免疫系統正常、抗炎等的 γ 次亞麻油酸 (GLA)。此外，現今最為保養品所喜的 Omega-6 亞油酸，也是琉璃苣油被強調的成分。

但以種子壓榨而成且收成不易，出產率低，正品價格不菲，購買時也須注意混雜其他便宜植物油、或使用溶劑萃取的假植物油。

在按摩上，琉璃苣植物油最好與澳洲胡桃油或其他植物油混用。對肌膚的重生、抑制憂鬱等有良好的功效。

氣味：極淡的藥草味，油感強。
吸收：具有保濕功能，且輕透易吸收，一般　　　做臉部與頸部按摩。
皮膚類型：全部適用。
保存期限： 一般。

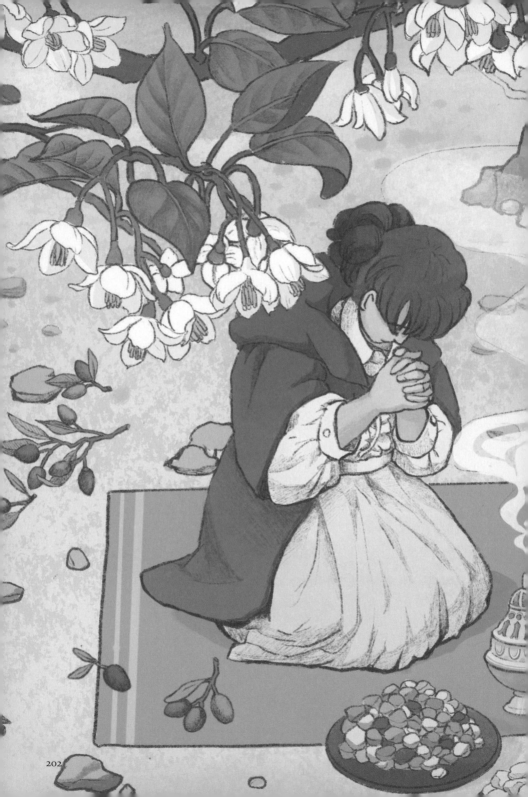

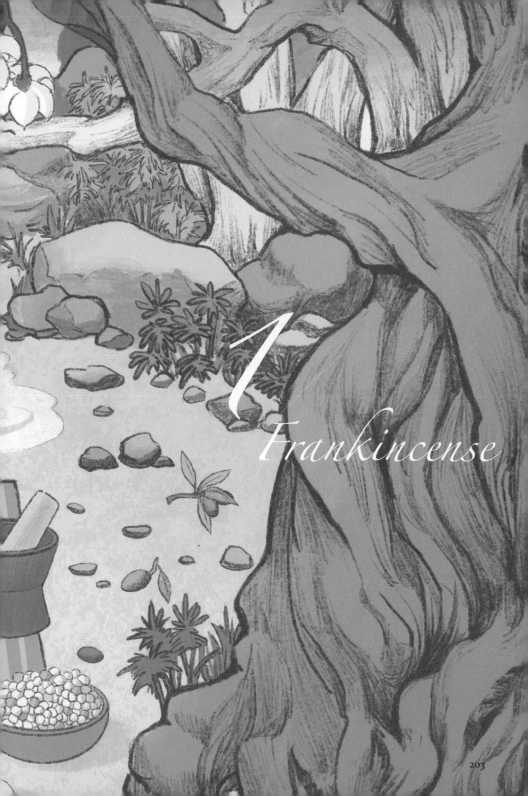

1

Frankincense

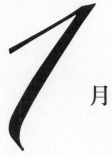

1月

沈澱
Frankincense
乳香

學名————

乳香屬 Boswellia carteri

月桂葉在焚香裡霹哩啪拉響，
以及乳香膠脂是閃閃發亮的
溺愛下的歐芹，令人窒息
陰鬱向東擴散，來自合唱團：
by 濟慈，〈恩狄米翁〉（Endymion）

做十個拜日式讓身體流動
再坐下來，疊加蓮花座，數呼吸
感受一吸一呼之間，光從頭頂灑下
腦袋放鬆，牙關放鬆，耳朵脖子都放鬆
肩膀到手指，腰挺直，全身放鬆
閉上眼，讓思緒散去，感覺
一個人，在冬季

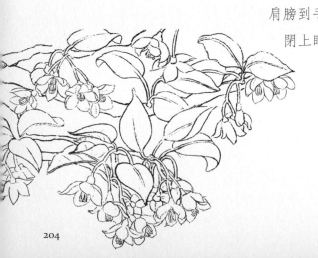

練習靜心

　　來到 1 月，溫度降到 20 度左右，對處在副熱帶島嶼的人而言，雖然偏冷但卻是一個舒適的溫度。島嶼的冬天氣溫變化劇烈，有時是北極圈的寒流南下，有時是持續不斷的下雨，但總算不會飆高溫，進入下雨時天氣稍高，雨停氣溫下降的多變形態，也是一種適合回到屋子裡沈澱的狀態。

　　在年度上看，這是一個新的開始，元旦的假期過後新計畫實行，但台灣因為要迎接傳統的春節假日，處在新舊交接之際的狀態下，有時會讓人感到窒礙難行，前不得退不能，無所適從。是不是該趁機讓自己變成一人狀態，增加獨

處的機會，如果身不由己，但至少在心境上退回自己的小宇宙。

在 New Age(新時代) 的方法裡，參加成長團體，上瑜珈課，練習靜心，或者是閱讀，運用一些方式讓自己沈澱下來，製造一些思考、靜心、想像適宜的環境空間。掛一張土耳其毯，一幅印度神像，一尊觀音像，或是帶一條唸玫瑰經的念珠，當然還有薰香。

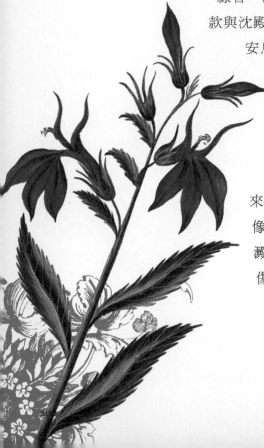

線香、藏香，或者精油薰香，精油中有幾款與沈殿有關的植物，檀香、乳香、沒藥、安息香，這些樹脂類精油總有一股讓人接近神性的本領，甚至來自尼泊爾、喜馬拉雅山區的植物，西藏穗甘松精油帶著深重的土味，從海底輪向上盤旋，久久不散。

然而在現實生活中，寒冷還是會帶來傷害，喉嚨老是有一口痰，皮膚好像被凍傷，腳底甚至會紅腫龜裂，沈澱也會讓循環系統變緩，變緩或許無傷大雅但不能阻塞。

乳香

　衣索比亞席巴女王心儀所羅門王許久，因此帶著駱駝馱著香料、寶石和許多黃金渡海前來，想和所羅門王結成連理，席巴女王用最貴的乳香香水進貢，終於得到這位智慧之王的青睞。這段佳話是許多戲劇、音樂以及其他藝術的文本，最有名的要屬韓德爾的〈席巴女王進場〉。

　讓數千年前的智者為之折服的乳香，只來自沙漠邊緣的小樹樹脂，非常不易取得。許多英雄豪傑為它出征，埃及人千辛萬苦自彭特之地帶回它，做為祭天焚香的聖物，更重要的是，埃及後宮佳麗認為它是無可取代護膚聖品，每天一定要的青春面

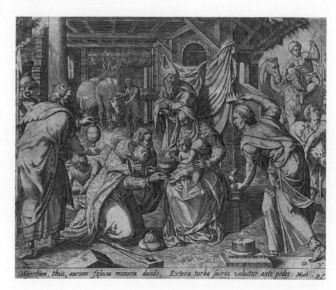

Myrrham, thus, aurum felicia munera dando, Extera turba sacros voluitur ante pedes. Matth.

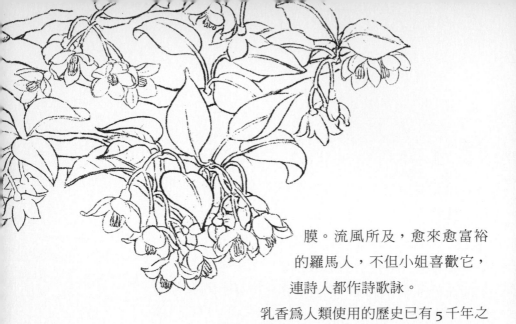

膜。流風所及，愈來愈富裕
的羅馬人，不但小姐喜歡它，
連詩人都作詩歌詠。

乳香為人類使用的歷史已有 5 千年之
久，根據 BBC《乳香之路》（The Frankincense
Trail）的記錄片，它的原產地在阿曼多法山
（Oman Dhofar）地區的山頂，記者在當地以
240 里亞爾（rials，約 300 英鎊）買了 90 公斤
的乳香，沿著乳香運送到羅馬帝國的路線一路
使用。

乳香是由伊斯蘭人稱為 Boswellia Sacra 樹的
樹幹流出的汁液，農人在樹幹上割開樹皮，讓
汁液流出來，等待三天後變乾再摘下來，此時
的乳香是一顆一顆軟軟的琥珀色結晶體，賣給

製作乳香的工廠烘乾、分類而成，早期的馬里部落（Mahri）商人，來自葉門的運乳香的人稱爲 Minaeana，運送到 200 公里以外地中海沿岸的加沙港（Gaza，現今以色列境內），賣到世紀各地，這個過程需要 180~210 天，期間會經過重重危險，燒殺擄掠，以及見證乳香對人類的意義。

聖經中說東方三聖者送給耶穌誕生受洗的禮物有一樣就是乳香，在阿拉伯地區的確看到新生兒受洗要焚燒乳香，以香氣淨化去除誕生帶來的惡靈。早期乳香的運用經過以重量（大小）和純淨度（等級）分級爲三種，除了家用薰香，就是醫藥，以及香水工業，從原產地到港口的價格以三倍賣出。

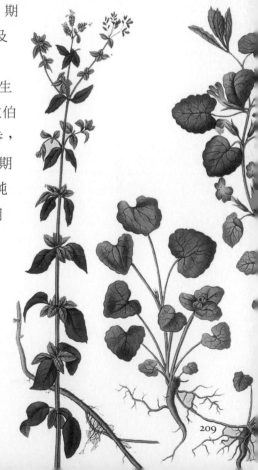

精油應用

很多人自小就害怕睡眠，被夢魘驚嚇，不想與黑夜打交道。

還有一種人是不斷夢見髒臭無比的廁所，不敢去上廁所卻被尿急驚醒，精神科醫師會告訴你這是因為有壓力無法排除，所以才會做找不到廁所，或只找到骯髒廁所的夢。

乳香和沒藥一樣，是最早被用來當焚香、靜坐用的香料，它能安撫情緒，讓呼吸不再急促，使人平穩沉澱。

應用 1	恐懼憂慮，心神不寧，缺乏沉思的心情，可以先用薰香改變環境氛圍。	乳香	4	乳香	4
		佛手柑	3	安息香	3
		檀香	2	回青橙	2

應用 2	做瑜珈幫助沉澱，或是打坐安住自己的情緒時，點一爐香幫助自己。	乳香	4
		沒藥	3
		檀香	2

應用 3	消除煩惱，幫助睡眠，消除夢魘的睡眠薰香。	乳香	4
		薰衣草	3
		花梨木	2

冷的月分最害怕遭遇流感，流感除了讓身體不適之外，對於想要透過修行靜心的人也很麻煩，常常不能安靜、安住做功課，乳香對於呼吸道的作用很明顯，殺菌性的作用，對呼吸道痙攣或咳嗽，都有很好的影響性。

氣喘、哮喘是流感中很嚴重的表徵，若呼吸道感染到這一程度，已不是薰香能夠解決，必須以按摩胸腔的方式治療，甚至要配合泡澡、蒸氣。

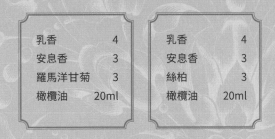

乳香	4
安息香	3
羅馬洋甘菊	3
橄欖油	20ml

乳香	4
安息香	3
絲柏	3
橄欖油	20ml

若要泡澡或是蒸氣治療，以及室內薰香全方位的讓症狀減輕，可以這樣做，以下每種精油都 4 滴，薰香甚至可以再增加幾滴。

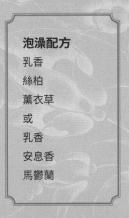

泡澡配方
乳香
絲柏
薰衣草
或
乳香
安息香
馬鬱蘭

乳香也是針對皮膚很好的用油，尤其是在臉部美容上，是很多知名品牌主打的配方，尤其是在老化、受傷、有細紋、裂痕的皮膚上，關於裂痕，在手腳的龜裂，指甲分叉，傷口癒合結痂，都有效果。

臉部小細紋，粗燥的乳液或面霜	乳香	6	玫瑰果油	5ml
	薰衣草	4	乳木果油脂	10ml
	沒藥	4	基底乳液或乳霜	30ml

微血管破裂或靜脈曲張	乳香	5	琉璃苣油	5ml
	羅馬洋甘菊	4	向日葵油	10ml
	橙花	4	基底乳液或	
	薰衣草	2	乳霜	30ml

皺紋，防皺使用	乳香	5	玫瑰籽油	5 ml
	紅蘿蔔種籽	4	琉璃苣油	5ml
	橙花	3	乳木果油	5ml
	天竺葵	1	基底乳霜	30ml

龜裂的手腳	乳香	5	玫瑰籽油	5 ml
	紅蘿蔔種籽	4	琉璃苣油	5ml
	橙花	3	乳木果油	5ml
	天竺葵	1	（腳可以增加份量）	
			基底乳霜	30ml

按摩碎裂的指甲，或指甲保健	乳香	5	乳木果油	5ml
	迷迭香		（腳指可以增加份量）	
	或是用胡蘿蔔種籽	2	基底乳霜	20ml
	沒藥	3		
	聖約翰草油	5ml		

腳凍傷	乳香	5	聖約翰草油	5ml
	迷迭香	2	乳木果油	5ml
	黑胡椒	3	基底乳霜	20ml

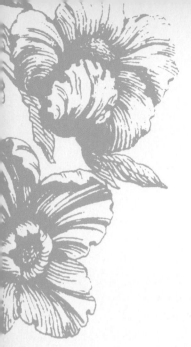

沒藥 Myrrh
學名：沒藥屬 Commiphora myrrha

「他的兩腮如香花畦，如香草園。他的嘴唇像百合花，且溢滿甜美的 沒藥汁。」

——〈所羅門王之歌〉

聖經中，上帝教導摩西三種香料的做法，其中最重要的就是沒藥，可見沒藥的歷史多麼久遠。除了聖經，古埃及和中國藥典中也可以找到不少沒藥的紀載，最著名的是關於它的抗菌性。

我最喜歡關於沒藥的一個單字是 kyphy（姬菲）。現代埃及人把這個單字當成一種有特色的香水名稱，最早的字源卻可以追溯自埃及古王國時期 (old kingdom，B.C.2649 ~ 2150)。

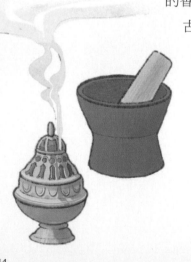

在記載宗教與醫藥的古老典籍 Pyramid Texts 中記錄著，含有沒藥的姬菲用來焚香祝禱、塗抹木乃伊、驅

避邪靈，它還可以清潔、治療身體上
的傷口，尤其對呼吸有所幫助。

　　原產於兩河流域的沒藥有許多品種。
從印度到西亞、北非的沙漠邊緣，乾燥異
常的地方都可以看見它的蹤跡，但僅有阿拉
伯地區產的沒藥才具有療效。沒藥含有的倍半
組織，有抗炎和修復關節的功效，對關節上的
疼痛、僵硬、腫大等均有作用。

　　看起來深紅色的沒藥精油，聞起來有點煙燻
苦味，也有順暢呼吸道的效能，　加上在東西方
宗教上的久遠傳說，早就是打坐、冥想的專屬

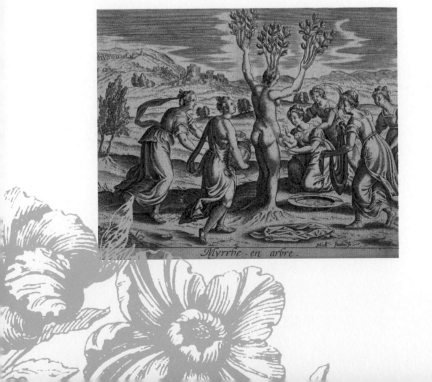

Myrrhe en arbre.

精油。

　另一個讓心緒沉澱的方法是透過沒藥腳底按摩。中醫認為腳底象徵生命力的反射，透過與腳底神經末梢相對應的身體區域，可以維持活力、改善循環、促進身體自癒。最簡單的對應方式是：腳趾＝頭部，肺、胃、腸＝腳掌，腳跟＝生殖器官。

　有一個腳底按摩的配方這樣做，自足踝到腳掌、腳底整個按摩一次，單點按摩 約 2～5 分鐘，再針對腳趾、腳跟一一壓按。 記得不須勉強自己忍受敏感或過分疼痛。沒藥精油也對黴菌、龜裂、發炎等有所幫助。

腳底反射區按摩圖與配方

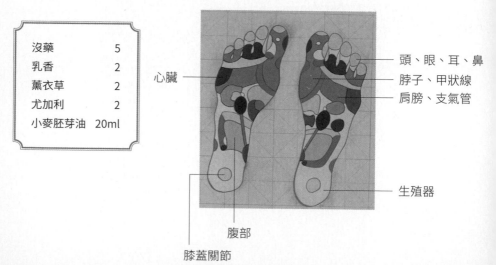

沒藥	5
乳香	2
薰衣草	2
尤加利	2
小麥胚芽油	20ml

心臟

頭、眼、耳、鼻
脖子、甲狀線
肩膀、支氣管

生殖器

腹部

膝蓋關節

安息香 Benzoin
學名：安息香屬 Styrax benzoi

　　《本草備要》裡談到安息香，說它安神開竅，佛教故事提到它時，都說它能驅魔：「出於波斯國，又稱闢邪樹，…… 取此物燒香，能通神明。」尤其一位晉朝的大和尚佛圖澄以安息香祈雨，奠定它不朽的地位。因為來自於南亞諸島，被認為有異國情調的印度氣息，東方神秘的屬性，很具有靈性感。

　　的確，在東西方的歷史中都能找到安息香神祕的傳說，航海探險家不懼波濤洶湧，將它帶回西歐，使它成為歐洲病房的最佳消毒劑，巴黎聖母院略懂醫理的修女，以它來治療胸腔感染、呼吸困難以及皮膚病。

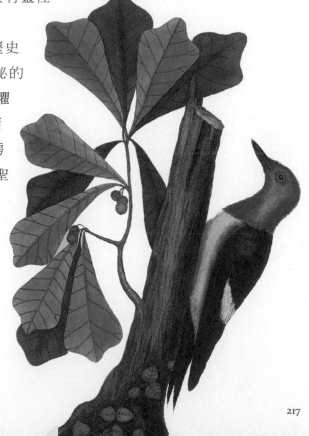

身體按摩

沒藥	5
穗甘松	4
尼泊爾髯花杜鵑	3
榛果油	5ml
甜杏仁油	15ml

臉和頸部按摩

沒藥	5
檸檬	3
茉莉	2
乳木果油	5ml
葡萄籽油	15ml

安息香精油通常來自西亞、印度洋的爪哇、蘇門答臘，或是南印度，所含的脂類對皮膚作用好，烯類卻是能讓頭腦開竅、清明的成分，尤其在薰香時配合呼吸練習，能讓呼吸悠長，安定神經，不再因為外物與無法抵達的目標恐懼，回到內心自在。

身體按摩

樹脂類精油在皮膚作用上早有盛名，這款以東方情調為主的精油豪華配方，除穩定情緒，保持心中的信念之外，對皮膚回春更是有相當好的作用。

臉和頸部按摩

安定心情之外，美白效果也很不錯，配方中有檸檬，適合在夜晚按摩臉部。

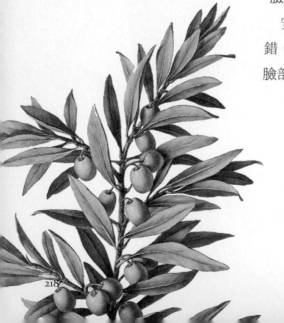

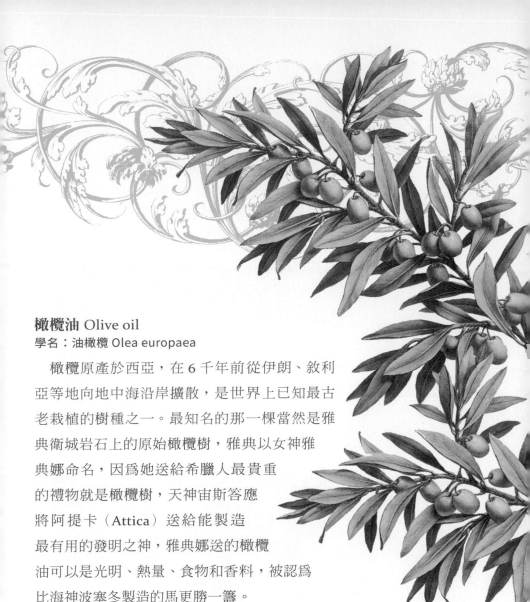

橄欖油 Olive oil
學名：油橄欖 Olea europaea

橄欖原產於西亞，在 6 千年前從伊朗、敘利亞等地向地中海沿岸擴散，是世界上已知最古老栽植的樹種之一。最知名的那一棵當然是雅典衛城岩石上的原始橄欖樹，雅典以女神雅典娜命名，因為她送給希臘人最貴重的禮物就是橄欖樹，天神宙斯答應將阿提卡（Attica）送給能製造最有用的發明之神，雅典娜送的橄欖油可以是光明、熱量、食物和香料，被認為比海神波塞冬製造的馬更勝一籌。

橄欖油的使用在 1400 年前的先知穆罕默德在

自己的頭頂上塗油，也建議他的跟隨者在身上塗滿橄欖油開始，在各種宗教儀式和文化中都可以找到橄欖油使用的方式，基督教受洗的聖油就是橄欖油，聖誕節望彌撒主教祝福的橄欖油稱作 chrism，以及橄欖樹透過傳教士被帶到全球各地。另外，在文化上，希臘人與猶太人早期的國王加冕都要塗橄欖油，獲勝的希臘運動員亦是如此。至今，所謂的「地中海飲食法」就是以橄欖油爲主的料理，風行世界的原因是針對心臟病問題有所幫助。

橄欖是一種有 24 個屬 600 多種的龐大家族的樹種，目前拿來萃取油的是學名油橄欖的歐羅

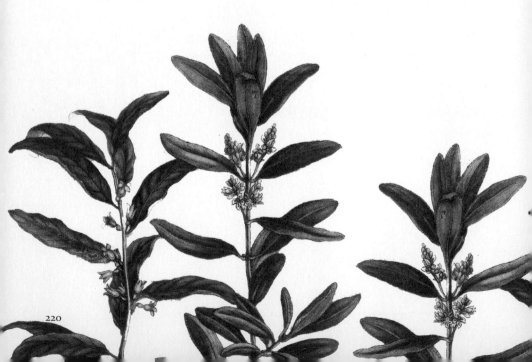

巴（Europa）種，常綠灌木約 8~15 公尺，有經常落葉的鋸齒狀葉子，白色與狀花序，小果實 1~2.5 公分，在綠色轉爲紫色階段收成。

　　在芳香療法上，要用冷壓萃取的初榨橄欖油，他爲人所稱道是不飽和脂肪酸的含量以及被稱道的角鯊烯，是所有油品中含量最豐富者。但氣味較強烈且質感厚重，用在按摩上能否接受因人而異，一般用來處理問題性皮膚，蚊蟲叮咬、濕疹、燙傷、皮膚炎，或是乾癬。

氣味：果味，厚重油感。

吸收：局部治療按摩。

皮膚類型：問題性皮膚。

保存期限： 開封盡快用完。

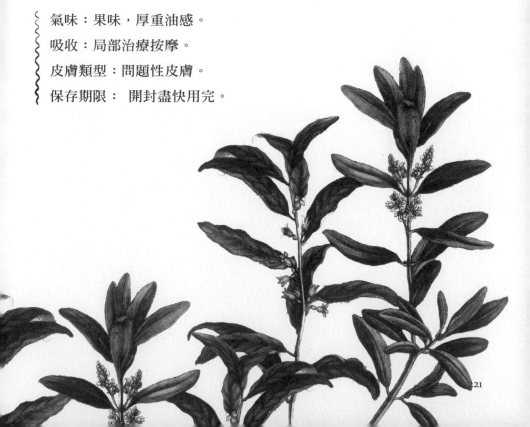

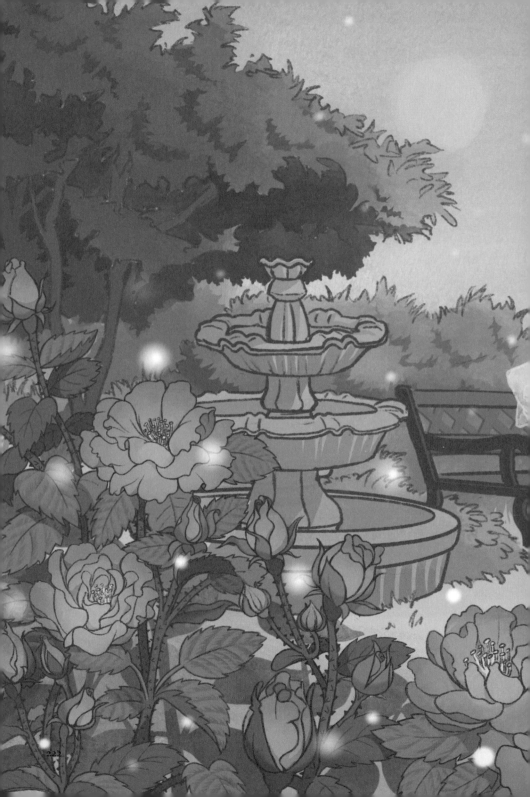

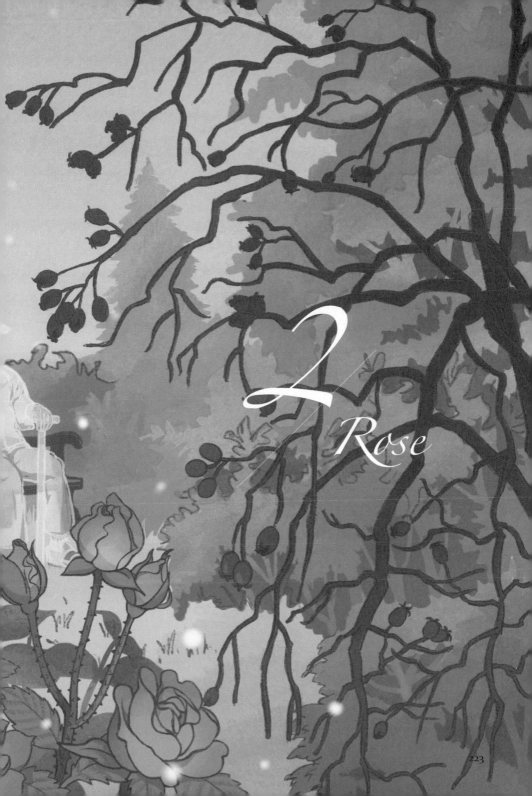

2
Rose

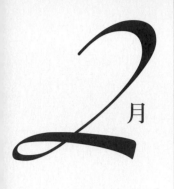

2 月

渴望
Rose
玫瑰

學名———

薔薇屬 Rosa damascene

不敢碰刺，就不要渴望玫瑰。
〈狹路〉（Tee Narrow Way）
by 安妮・勃朗寧（1820~1849）

desire，渴望
人生是被一連串的本能驅動嗎
心理學家也無法給出正確的答案
腦神經科學家的解釋你不想聽
未經思考的人生也是一種人生
思考過後就不算 ONS
夢想家都說依隨本心
這樣就可以了

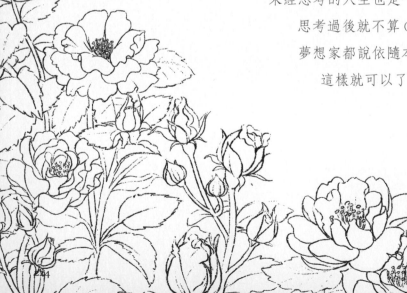

跟隨本能依隨本心

　　冬藏，蟄伏都會過去，在最寒冷的一年中，在沉寂的時刻，也開始了蠢蠢欲動，這種跌宕起伏的心理狀態，生理上也是一日萎靡一日振奮。

　　這幾年來，島嶼的二月天高山積雪是常態，甚至是平地也會氣溫偶然驟降，飄起雪來。瞬息萬變的天氣也影響著人的心情，但是也會看見突然冒出的花苞，花朵總是惹人憐愛，沒有人會不喜歡，蟄伏的心情瞬間轉好。

　　2月容易遇上農曆春節，是個吃吃喝喝的時刻，又遇上月底長假，甚至心態上是迎接春天的假期，萌動的心情讓人躁動。這一章以玫瑰象徵的渴望來講這一款精油的運用，尤其是跟人體循環有關的生理狀態，是現代人愈來愈強

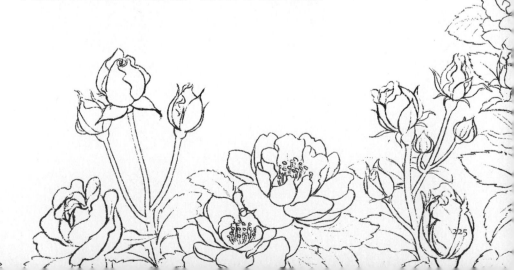

烈感受到的文明病、慢性病的根源。

　在生理機能上，最能展現本能，最明顯的特徵應該是荷爾蒙，荷爾蒙分泌的問題幾乎困擾著人的一生，就算是在宗教上修行有成者，大概也不敢說百分百可以擺脫情慾，情感上的纏繞，這裡提到的情慾是指性慾，也指涉更多、更繁複的慾望，玫瑰精油對於荷爾蒙有很好的作用，也是精油中很容易找到使用者例證的一款。

　平衡本能，找到本心，可以說是人生最大的功課，反應出一個人的特質與樣貌，要把自我修整到什麼程度，是嚴厲的考驗。

玫瑰

　想像 4 千萬年前封存在琥珀裡的螞蟻、蚊子，以及各式昆蟲，與地球上的沙礫玫瑰共存　人類最喜歡的花朵，在 5 千年前從挪威到北非，

阿拉斯加到墨西哥，除了熱帶赤道，都可以看見它的蹤影。令人心醉神馳的亞述空中花園上，人類悉心呵護它，驍勇善戰的遊牧民族，遷徙到哪就種到哪，花中皇后就是如此令人著迷。

玫瑰的英文名字 Rose 與厄洛斯 Eros，希臘神話中象徵愛情的神，排列組合隱喻玫瑰象徵愛情，也是玫瑰在人類心目中最大的意義。詩人、文豪都把玫瑰寫成嬌弱、貴氣的象徵，我卻覺得它是最有韌性，生命力最強的花朵，所以，尤其喜歡強悍的蒙古民族迷戀玫瑰的故事。蒙古族作家席慕容在《金色的馬鞍》說，中國北宋時期，趙家天子的後宮迷戀上契丹人進貢的玫瑰膏，玫瑰膏讓這位妃子專寵於皇帝，在沒有愛情的皇室有過難得的溫柔。爲了得到更多的玫瑰膏，她派間諜到北方契丹人的宮廷中，盜取契丹人的這款祕方……。

另外一則蒙古的傳說，也是最負盛名的玫瑰故事，是

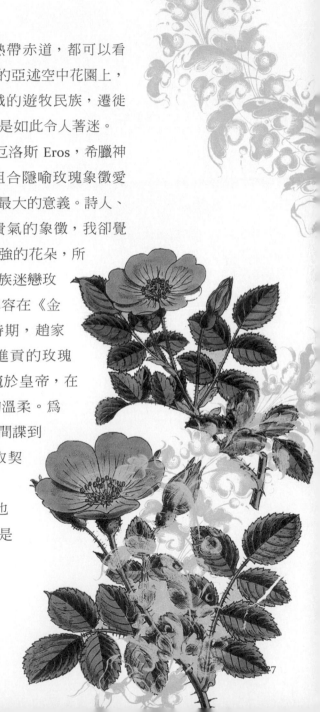

蒙古皇帝與波斯公主的豪華婚禮。征服波斯的蒙古人皇帝，為了討波斯公主的歡心，在婚禮那天，將環繞皇宮的花園渠道灑滿了玫瑰花瓣，不意在太陽底下蒸發的水面上，卻浮了一層香氣襲人的油質，波斯仕女將玫瑰油撈起來塗在身體上，不但周身散發出香氣，皮膚更是變得白皙細膩，最重要的是波斯人終於發現萃取玫瑰精油的方法。

在中國，一般玫瑰稱月季，原生地在四川，四川的玫瑰通常曬乾當花草茶飲用。往西走，阿拉伯醫生 Avicenna 於公元 9 百多年在進行煉丹術時，發現了蒸餾玫瑰所得到的玫瑰露對人體有無比的妙處，從那時起玫瑰露就是阿拉伯人常用的薰香植物，當地人說玫瑰是穆罕默德眉尖上滴下的汗珠。

寫下西方「典故的典故」的大作家荷馬在《伊里亞德》與《奧德賽》中，喜歡用「她玫瑰色的手指」(her rose-red fingers) 來形容女人的嬌

媚，玫瑰在西元前 8 百年前，就是文學創作上常被使用的形容詞。

最懂得奢華的羅馬人在筵席時，遍灑玫瑰以示歡迎並防醉酒。埃及木乃伊中最華麗的裝飾就是玫瑰，而拉丁文「SubRosa」，「玫瑰之下」，象徵祕密與守口如瓶，最早的起源可以追溯到希臘神話愛神丘比特將玫瑰獻給沉默之神哈爾波拉克斯，請他為母親維納斯的戀情保守祕密。因此，玫瑰成為中世紀歐陸教堂和議會屋頂上常見的紋飾。

中世紀的歐洲修道院即以栽培玫瑰聞名，到了 18 世紀，歐洲人開始致力於保留古老的玫瑰品種並培育新品種，到了 21 世紀，已有上千種不同的玫瑰。

而在最愛玫瑰的英倫三島，過去有以紅玫瑰、白玫瑰為家族標誌的「玫瑰戰爭」，時至現代，各地大小莊園以玫瑰為名的活動仍是一年四季不缺，看看熱門的電視影集〈唐頓莊園〉中的玫瑰新品比賽就知道了。

精油應用

　　我剛開始使用、應該說有能力使用玫瑰精油是在東京新宿一家百貨公司轉角的小攤子，我讓那味道迷住了，跟那個日本女孩用英、日文在寒冷的十二月天，一直講著玫瑰華麗、迷人，以及各種千姿百態，最後終於一致達成共識，每個使用精油的女孩都該有一瓶玫瑰精油，她分裝3ml 給我，算了算是台幣是 3800 元，我不會忘記這個數字。

　　玫瑰精油又稱精油之后，的確也是非常女性的一款精油，就不說眾所周知的皮膚回春效用了。女人皮膚好跟生殖系統健康恐怕也脫不了關係，它是不錯的荷爾蒙補充劑，解除經前緊張，促進陰道分泌，調節月經週期。最重要的是它抗憂鬱，接觸它時會有瞬間轉換情緒的效果。

　　玫瑰精油又稱精油之后，的確也是非常女性的一款精油，要不是價格驚人，我建議每個女生都該有一瓶自己的玫瑰精油，即使只有 3ml 也好。

　　為什麼這麼貴？因為栽種萃取都不易啊。

　　二十一世紀的玫瑰大概有上千種，產於東方的原始品種就有二百五十種之多。萃取精油的玫瑰稱「香味玫瑰」，主要有四種：原產於法國的「紅玫瑰」(R. Gallica) 是大部分混種玫瑰的始祖。原產於伊朗的「百葉玫瑰」(R. Centifolia)，是紅玫瑰的子代，所萃取的玫瑰精油，香氣

較濃郁，但較無醫療價值，只能說是玫瑰原精而已。原產於敘利亞的
「大馬士革玫瑰」(R. Damascena)，萃出的精油最精良，也最具芳香
療法的價值。精油品質僅次於「大馬士革玫瑰」的是「波旁玫瑰」(R.
Bourbonica)。它是「紅玫瑰」與「中國玫瑰」(R. Chinensis，原生於
中國四川一帶，現在以印度跟阿拉伯國家產量最大。) 的混種，主產於
印度。

　　無論是哪一個品種的玫瑰，都以在保加利亞萃取的精油為最上品。
1904 年，保加利亞地區發明了一種溶劑萃取大馬士革玫瑰精油，這種
萃取法成為最普遍的萃取玫瑰精油的方法，萃取出的精油一般標示為
Absolute 玫瑰原精。而最頂級的「保加利亞奧圖玫瑰精油」，仍是以
蒸餾萃取為主。

　　由於保加利亞的萃取技術，在巴爾幹半島 1,800 公尺的高山上，栽種
了全世界品質最好的大馬士革玫瑰，高約五十公分，莖幹多刺，橢圓形
的葉片三瓣叢生，如碗般大的花朵呈粉紅色。順帶一提，目前土耳其及
摩洛哥還是有生產大馬士革玫瑰精油。

　　在玫瑰栽植區，5 月時節玫瑰盛開，摘採工人會在午夜時分，以非常
迅速的動作將一朵朵玫瑰摘下，在玫瑰園旁邊的萃取工廠，將新鮮的花

瓣放在蒸餾鍋內，開始萃取精油的程序；要取得萃取出來的玫瑰膏，需要 24 小時，且工人半步不能離開蒸餾鍋，可說是耗時耗力的工作。

因為萃取不易，1 公斤的玫瑰精油，需要 6 噸的玫瑰，購買時一定要注意它的產地、學名、價格，以免買到添加天竺葵或其它具玫瑰氣味的不純品。

喜歡運用精油的人，雖然很喜歡它的氣味，但因為昂貴，也不會一開始就下手去買，因為對精油的運用不了解，擔心浪費了這麼珍貴的油。然而一但擁有了這款由，也會珍惜地小心使用，當然玫瑰也會不負所望，在幾個難纏的生理系統，有很好的作用。

我們就來好好地針對平衡、循環、生殖系統，以及女性最在意的皮膚保養，好好探討一番。

激動，容易情緒起伏是神經系統的問題，尤其要平衡神經系統並不容易，從所處的環境、精神上的宇宙觀，最終在生理上有明顯的反應，雖然知道激動會變成情緒上的大起大落，對身體並不好，但有時候並不是那麼容易控制。

利用玫瑰的鎮靜作用全身按摩或泡澡來放過自己。泡澡大約 10~12 滴精油。這個配方的精油都屬於高價位精油，也是容易被混充的精油。

容易激動
玫瑰	4
馬鬱蘭	3
香蜂草	3
甜杏仁油	20

循環系統的問題是指心臟與血管的健康與否，也是現在最感到苦惱的血壓問題，包含的面相很廣很複雜，而且容易有緊急狀況產生。玫瑰可以預防心臟痙攣，經常熱敷心臟周圍，或是做上背部與脊椎按摩，以及適時泡澡。熱敷或泡澡適量斟酌使用自己感到舒適的劑量。

高血壓
玫瑰	4
橙花	3
芹菜	3
甜杏仁油	20ml

心臟衰弱
玫瑰	4
大茴香	3
迷迭香	3
甜杏仁油	20ml

循環系統差
玫瑰	4
黑胡椒	3
百里香	3
甜杏仁	20ml

貧血的兩個配方
玫瑰	4
黑胡椒	3
大茴香	3
甜杏仁油	20ml
或是	
玫瑰	4
大茴香	3
快樂鼠尾草	3
甜杏仁油	20ml

心悸的兩個配方
玫瑰	4
乳香	3
甜橙	3
甜杏仁油	20ml
或是	
玫瑰	4
橙花	3
薰衣草	3
甜杏仁油	20ml

玫瑰對生殖系統的作用很明顯，甚至有些人聞到味道就會有感應，我有過在辦公室讓同事聞玫瑰精油，引發月經的現象，或經痛文玫瑰精油馬上就能得到舒緩，甚至，更年期或停經的女性，喝玫瑰花露而恢復月經的例子，或許這也是稱作精油之後的另外一種解釋。

玫瑰可以刺激生殖腺、性慾和荷爾蒙，以全身按摩或腹腰按摩為主。

荷爾蒙不足的兩個配方

玫瑰	4
伊蘭伊蘭	3
快樂鼠尾草	3
荷荷芭油	20ml

或是

玫瑰	4
茉莉	3
檀香	3
荷荷芭油	20ml

白帶

玫瑰	4
馬鬱蘭	3
檀香	3
荷荷芭油	20ml

經痛

玫瑰	4
馬鬱蘭	3
快樂鼠尾草	3
荷荷芭油	20ml

經期沈重

玫瑰	4
絲柏	3
歐白芷	3
荷荷芭油	20ml

經期不規則

玫瑰	4
茴香	3
羅馬洋甘菊	3
荷荷芭油	20ml

皮膚或臉部保養，在前面介紹的精油中都有提到，這裡有個配方可以處理細緻的，關於膚色的問題。

調和膚色

玫瑰	4
橙花	3
薰衣草	3
玫瑰籽油	5ml
月見草油	5ml
甜杏仁油	10ml

馬鬱蘭 Marjoram
學名：牛至屬 Origanum marjorana

　　吃披薩時常見的「牛至」這種香料，通常指的就是馬鬱蘭，

　　原產於歐洲地中海沿岸，是最早的香料植物，更是聲譽卓著的藥用植物。

　　這款唇形科植物的原生地很難追蹤，在古老的文明地區倒是都能找到相關的記載，通常用於祭祀、治療，早先多當作藥草使用，之後才慢慢成為廚房中的香料。

　　有鎮靜或鎮定功能的芳香植物不少，卻只有少數幾種被藥草師用來抑制性慾，馬鬱蘭就是最知名的一種，這與它強力的鎮定功效有關。因此，性興奮引起的焦慮或歇斯底里，不妨試試看。

　　性慾旺盛的理由，往往與荷爾蒙有關，通常以青春期和女性四十歲時作為分界點。伴隨年齡成長身體機能改變、或是因為生活環境導致內分泌失調，都可能提早或延後荷爾蒙的變化。

　　馬鬱蘭在舒緩焦慮、壓力、心理創傷上有強

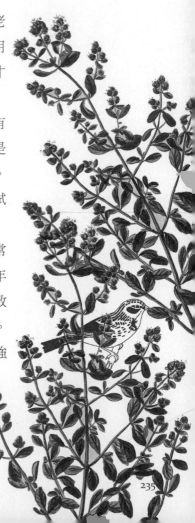

化心靈的作用，在憂傷孤獨時，可以溫暖情緒，在情緒亢奮時，又是非常有效的鎮靜劑，因此依據劑量調整，它可以達到安定睡眠或是降低性慾的功效。

在玫瑰的配方中，經常與馬鬱蘭搭配，因為兩者互相達到平衡的作用。

玫瑰果油 Rosehip Oil
學名：Rosa Mosquita

詩人聶魯達有一首獻給第三任妻子馬提爾德的詩，他歌頌她「倚身暮色，我喜歡看妳 / 看暮色降臨在妳的側臉 / 柔軟而曬成油銅肌膚的女孩啊，/ 光籠罩妳，美麗的，珍珠色般的胴體。」

或許戀人絮語或許熟知這片土地的詩人知道，南美洲最美麗的祕密—Rosa Mosquita—就藏在安地斯山脈三千公尺高的山上；Rosa Mosquita 世界上最昂貴的野薔薇，他的果實可以做成世上最好的回春油。「珍珠色般的胴體」或許不是詩人的溢美之詞。

Rosa Mosquita 是安第斯山上的野薔薇，結的

果 Rosehip 萃取出頂級保養品中都喜歡家的玫瑰果油，因為它的成分中含有豐富的 r- 亞麻油酸 (Omega 3)，以及含有亞麻油酸 (Omega 6)、脂肪酸、維生素 A、維生素 C 及檸檬油酸。

這款油主要用於皮膚保養，以及女性有荷爾蒙問題的按摩使用油，一般認為它能幫助生殖系統、改善經前症候群，針對月經混亂、遲滯，或是女性更年期症狀舒緩有一定的效果。

但比較明顯的是當作護膚用油，臉部除皺、斑點、保濕的效果比較明顯，全身按摩則是搭配其他延展性更高的基底油使用，像是甜杏仁油較佳。

氣味：輕爽氣息，無味。
吸收：以臉部按摩為主，或加入基底油、基底乳霜使用。
皮膚類型：乾燥、老化、失水皮膚。
保存期限： 開封盡快用完。

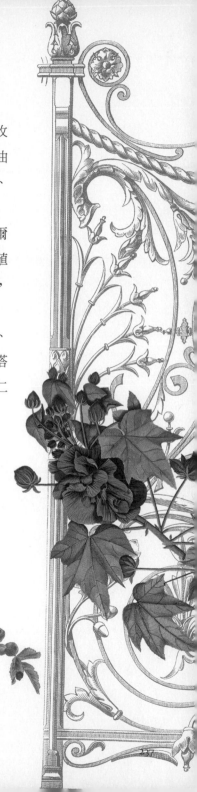

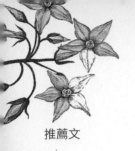

香氣亮澤，豐饒歲月

林宜平

本文作者為臺灣藍鵲茶
營運長，前香沵專業芳
香療法雜誌副總編輯，
NAHA 高階芳療師

　　在我編輯《香沵專業芳香療法雜誌》的那段時光，有幾件事最享受，包括等到作者來稿，因為編輯芳療雜誌，總有幾篇來文帶有香氣，透著文字，讀出氣味，那是一般編輯領略不到的獨特美感。秀琴是當時《香沵雜誌》香氣文學專欄的作者，氣味躍然的文字，那時總特別期待。

　　芳療專業既須了解人體結構、化學分子的背景知識，也必須對植物特性、人性心理有所體會，專業的芳療師開立處方，必須揉合理性與感性，對於現代人難以言喻的身心隱諱，運用精油，施以對症。芳療師的養成，或芳療愛好者的進修，專業訓練課程與資料往往不虞匱乏，最難卻是在人心幽微之難以理解、精油配方(或調香)之美感層次。

　　在芳療的專業書海中，××聖經，或是 ××配方大全，這類功能性的百科全書往往是芳療的暢銷書種，芳療愛好者卻不免掉入成為「芳療配方者」的兔子洞之中，要從各種林立的學派及配方中找到自己用油的特色與依據，這時美感的自我調性非常重要，然而這卻是最難學、最難教，也鮮少具有美感底蘊的作者。

　　這便是我喜歡秀琴這本書的原因，在於香氣與文字結合的美感。

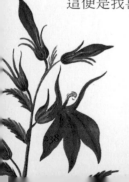
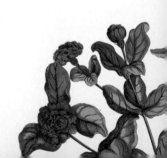

精油氣味的原身來自植物，而植物比人類更早存活在這地球，要認識及善用精油，就要從植物，尊敬這些比人類更古老的靈魂開始，也是秀琴這本書很重要的脈絡，在於鋪陳植物的故事。

書名《精油日常》描述每月一油。以三月為起點，是春天最初的概念，經歷春夏秋冬。從馨香可人的洋甘菊，到馥郁成熟的玫瑰，也象徵一個女人從嬰孩到遲暮的過程。一生如四季輪轉，日常平凡如我們，也能因為精油的潤養，香氣亮澤，豐饒歲月。

我的日常生活，因為有香氣的陪伴，身心有所依靠，也因為完成高階芳療師的資格之後，得以開始教學、演講，甚至處理一些個案問題，深知在精油的陪伴之下，當生命遇到困難與轉變，香氣特別能帶來勇氣、注入力量。近來國際芳療大師開始推廣的嗅覺療法 (Olfactotherapy)，更加重視氣味的療癒能力，那是帶領我們前往心靈深處力量的通道，透過嗅覺的引導，可以連結到掌管記憶及情緒中樞的邊緣系統，甚至化解情緒痛苦造成的壁壘。因為香氣，讓晦澀的生命出現香氣。

這本書出版之際，正是一年中最爽俐的十月，讀者們不如就用秀琴書中的推薦，使用檸檬與萊姆這兩支柑橘類精油。檸檬是月光下的暖意，讓你在清冷的月色下，還有一縷清香為伴，這是大人才懂的滋味，當愈見炎涼，就愈能感受微光；而俏皮甜美的萊姆，則是在那起秋風的山丘上，或在秋高氣爽的天空下，讓我們放下一切、無憂大笑的心靈解方。就讓我們十月一起香約，在檸檬或萊姆香氣中，明亮。

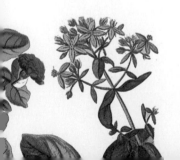
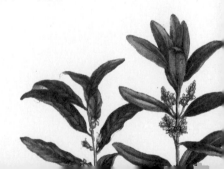

VDV1006

精油日常
跟隨季節變化的芳香療法使用課題

作　　者－蕭秀琴
主　　編－林潔欣
特約主編－蕭秀琴
企劃主任－葉蘭芳
美術設計－林家琪
插　　圖－廖婉婷

精油日常：跟隨季節變化的芳香療法使用課題 / 蕭秀琴著 . --
初版 . -- 臺北市：時報文化 , 2019.10　240 面 ;15×21 公分
ISBN 978-957-13-7971-5(平裝) 1. 芳香療法 2. 香精油
418.995　　　　　　　　　　　108015615

發 行 人－趙政岷
出 版 者－時報文化出版企業股份有限公司
　　　　　10803 臺北市和平西路 3 段 240 號 3 樓
　　　　　發行專線－（02）2306-6842
　　　　　讀者服務專線－ 0800-231-705．(02)2304-7103
　　　　　讀者服務傳眞－ (02)2304-6858
　　　　　郵撥－ 19344724　時報文化出版公司
　　　　　信箱－臺北郵政 79~99 信箱
時報悅讀網－ http://www.readingtimes.com.tw
法律顧問－理律法律事務所 陳長文律師、李念祖律師
印　　刷－和楹印刷股份有限公司
初版一刷－ 2019 年 10 月 9 日
定　　價－新臺幣 500 元
（缺頁或破損的書，請寄回更換）

致謝：本書部分圖片採用（CC BY 4.0）https://creativecommons.org/licenses/by/4.0

時報文化出版公司成立於一九七五年，
並於一九九九年股票上櫃公開發行，於二〇〇八年脫離中時集團非屬旺中，
以「尊重智慧與創意的文化事業」爲信念。

ISBN 978-957-13-7971-5
Printed in Taiwan